Rehabilitation und Prävention 3

Hans Joachim Fichtner

Berufliche Rehabilitation bei Erkrankungen des Haltungs- und Bewegungsapparates

Mit 5 Abbildungen und 64 Tabellen

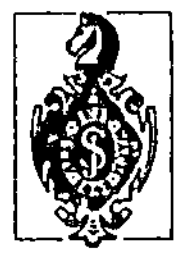

Springer-Verlag
Berlin Heidelberg New York 1977

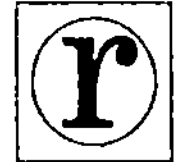

Stiftung Rehabilitation
Heidelberg 1977

Priv.-Doz. Dr. Hans Joachim Fichtner
Ärztlicher Direktor,
Rehabilitationsklinik Neckargmünd,
Postfach 106, 6903 Neckargmünd

ISBN-13: 978-3-540-08233-0   e-ISBN-13: 978-3-642-81143-2
DOI: 10.1007/978-3-642-81143-2

Library of Congress Cataloging in Publication Data. Fichtner, Hans Joachim, 1933–. Berufliche Rehabilitation bei Erkrankungen des Haltungs- und Bewegungsapparates. (Rehabilitation und Prävention ; 3) Bibliography: p. Includes index. 1. Vocational rehabilitation. I. Title.
HD7255.F5   362.8'5   77-5725

Herstellung: Triltsch, Würzburg.
3140/2121-543210

Vorwort

Seit über einem Jahrzehnt werden im Berufsförderungswerk
der Stiftung Rehabilitation Heidelberg behinderte Erwachsene in mehr als zwanzig Berufen ausgebildet. Unterrichtsgestaltung, Ausbildungsdidaktik und technische Ausrüstung bilden die Grundlage beruflicher Qualifikation, die allein als
Garant für die Integration des Behinderten in das Erwerbsleben anzusehen ist. Darüber hinaus geht es jedoch nicht nur
um die berufliche Neuorientierung, sondern in gleichem
Maße auch um das Bemühen einer Integration in alle übrigen
Lebensbereiche. Aus diesem Grunde verfügt das Berufsförderungswerk über zusätzliche Fachdienste, die in gemeinsamer
Arbeit während der Ausbildung und im Sinne nachsorgender
Betreuung die Eingliederung auf breiter Basis vorbereiten.
Die Orthopädie ist von jeher diejenige medizinische Fachdis-
ziplin gewesen, die durch ständige Konfrontation mit den be-
sonderen Problemen Schwerbehinderter neue Wege im Rah-
men der Rehabilitation aufgezeigt hat. Ihre Arbeit ist stets
umfassend ausgerichtet gewesen und hat über den klinischen
Bereich hinaus immer auch den gesamten Lebensraum des
Patienten in die Behandlung einbezogen. Es ist daher nicht
verwunderlich, daß die Eröffnung neuer und weitreichender
Möglichkeiten für den behinderten Menschen gerade von der
Orthopädie mit Interesse verfolgt wird.

Die Publikationen aus dem Bereich der Rehabilitationsarbeit
sind inzwischen so zahlreich, daß eine Übersicht fast unmög-
lich geworden ist. Um so mehr wird es in Zukunft Aufgabe
verschiedener Fachdienste sein, spezielle Tätigkeiten an dem
gemeinsamen Ziel zu orientieren, wobei differenzierte Angaben im Einzelfall, bei einem bestimmten Personenkreis oder
besonderer Funktionsbereiche, für die Entwicklung neuer
Konzeptionen von wesentlicher Bedeutung sind.

Die vorliegende Arbeit gibt eine Darstellung orthopädischer
und sportärztlicher Aufgaben im Rahmen rehabilitationsmedizinischer Tätigkeit in einem Berufsförderungswerk. Am Beispiel der Erkrankung des Haltungs- und Bewegungsapparates

werden die Besonderheiten und Probleme im Vorfeld beruflicher Rehabilitation, während einer Berufsausbildung und in
der nachsorgenden Betreuung aufgezeigt und — soweit es
zum heutigen Zeitpunkt überschaubar ist — Möglichkeiten
einer Neuorientierung markiert.

Neckargmünd, Juni 1977 H. J. Fichtner

Inhaltsverzeichnis

1. Die Behinderung

Multifaktorielle Probleme innerhalb unserer Leistungsgesellschaft

1.1. Begriff der Behinderung

Mit dem Begriff der Behinderung verbinden sich neben rein medizinischen Betrachtungen gleichfalls historische, juristische und soziologische, aber auch psychologische, soziale, pädagogische wie berufliche Aspekte. Jeder dieser Funktionsbereiche prägt mit einem ganz spezifischen Anteil das Gesamtbild und ermöglicht Deutung, Zuordnung und Wertung.

Der Begriff „Behinderung" bringt zum Ausdruck, daß Interaktionen zwischen Individuum und Umgebung eingeschränkt sind, wobei medizinisch gesehen „der Austausch von Informationen zwischen dem Individuum und der Außenwelt durch eine Störung des Informationsflusses *innerhalb* des Individuums beeinträchtigt ist" [54]. Der Grad dieser Beeinträchtigung wird ganz wesentlich von dem Erscheinungsbild der Behinderung, dem Zeitpunkt des Schadens sowie der Möglichkeit einer eigenen oder durch äußere Einflüsse bewirkten Kompensation bestimmt.

1.2. Grad der Beeinträchtigung

Soweit es das Erscheinungsbild betrifft, haben wir es auf der einen Seite mit Störungen umschriebener Funktionen — z. B. Bewegung, Sehen, Hören, Sprechen, Intellekt — zu tun, also eine gewisse Homogenität. Auf der anderen Seite ist es die Kombination verschiedener Schäden (Mehrfachbehinderung) mit einer außerordentlichen Inhomogenität, wobei wir ganz offensichtlich mit der Mehrfachbehinderung immer häufiger kon-

frontiert werden. Und dies u. a. aus dem Grund, weil besonders beim Kind im Laufe der Entwicklung und durch zusätzliche Diagnostik deutlich wird, daß mehrere Schädigungen vorliegen. Die Deklaration „Mehrfachbehinderung" ist auch dann zu wählen, wenn die Funktionseinbuße *eines* Organs oder Organsystems gravierend im Vordergrund steht, weil die Konsequenz notwendiger Hilfen in einem weitaus größeren Spektrum kooperativer Arbeit verschiedener Fachdienste zu sehen ist. Das gilt sowohl für das behinderte Kind als auch für den erwachsenen Behinderten.

1.3. Zeitpunkt des Schadens

Nicht weniger von Bedeutung ist der Zeitpunkt einer Schädigung, wobei — entsprechend dem Ablauf einzelner Entwicklungsphasen — sehr unterschiedliche Schwierigkeiten und Probleme auftreten können.

1.3.1. Zeitpunkt des Schadens in der Kindheit

Bei einem körperbehinderten Kleinkind sind es zunächst diagnostische und therapeutische Aspekte neben gleichzeitiger Information der gesunden Familienmitglieder zur Überwindung des oftmals erheblichen psychischen Schockzustandes [31]. Bei erweitertem Aktionsradius im Vorschulalter wird das behinderte Kind mit einem neuen Personenkreis — den gesunden Spielgefährten — konfrontiert. Inwieweit die Umwelt und das Kind selbst auf dieses Ereignis vorbereitet wurden, zeigt sich sehr schnell an den gegenseitigen Reaktionen. In gleicher Weise stellt der Zeitpunkt der Einschulung eine Zäsur dar, die neben der nochmaligen Erweiterung des bisher bekannten Personenkreises besondere Leistungen fordert; Leistungen ganz anderer Art, wie sie in den vorangegangenen Jahren von dem Kind — z. B. von der motorischen Funktion bei Schädigung des Haltungs- und Bewegungsapparates — erwartet wurden. Mit dem Übergang in das jugendliche Alter stellen sich dann zu den Problemen der persönlichen Entfaltung, dem Aufbau zwischenmenschlicher Beziehungen und schulischen Anforderungen auch Fragen eventuell beruflicher Aussichten. Das Ergebnis dieser Möglichkeiten hängt nicht nur von der Art und dem Schweregrad der Behinderung ab, sondern in gleichem Maße auch von dem erreichten Schulabschluß und der speziellen Eignung für bestimmte Berufssparten.

Diese Erläuterungen im Ablauf der Entwicklungsphasen eines Kindes mit angeborener Körperbehinderung müssen ergänzt und unter Berücksichtigung der Möglichkeit besonderer Schadenssituationen erweitert werden:

1. Störungen, die sich erst in einer bestimmten, schon fortgeschrittenen Entwicklungsphase bemerkbar machen, wie z. B. bei der sogenannten angeborenen Hüftgelenksluxation, der progressiven Muskeldystrophie, Stoffwechselstörungen, Herz-Kreislauf-Affektionen, psychischen Alterationen oder Funktionseinbußen anderer Organsysteme. In diesen Fällen wird eine scheinbar bisher normale Entwicklung unterbrochen, so daß — entsprechend der neuen Situation — eine Umorientierung oftmals in sämtlichen Lebensbereichen erfolgen muß.

2. Der Schweregrad einer Behinderung — und hier insbesondere bei der Mehrfachbehinderung — kann durch eine Skala diffiziler Problematik nahezu unlösbare Fragen aufwerfen. Dabei ist die Problemstellung global oder auch nur für Teilbereiche denkbar. In jedem Fall bietet sich jedoch eine Situation, die von der Individualität der Persönlichkeit und seiner schweren Behinderung in besonderem Maße geprägt ist.

3. Schäden durch äußere Gewalteinwirkungen (Verkehrs- oder häusliche Unfälle, Vergiftungen, Verbrennungen u. a.), die gerade beim Kind recht häufig sind und in gleicher Weise mit ihren Dauerfolgen den Lebensrhythmus entscheidend beeinflussen können.

1.3.2. Zeitpunkt des Schadens im Erwachsenenalter

Beim Erwachsenen gibt es von der Behinderungsart und dem Zeitpunkt der Schädigung grundsätzlich die gleichen Möglichkeiten der Problemstellung. Dabei ist der Umstand

— angeborene Schädigung
— erworbene Behinderung
— Zeitpunkt des Wirksamwerdens einer angeborenen oder erworbenen Funktionseinbuße

für die Entfaltung der Persönlichkeit und die Bewältigung der sich ständig ändernden Probleme bedeutsam. Das, was neu und in seiner Auswirkung anders auf den behinderten Erwachsenen zukommt, ist das Berufsleben und die Eigenverantwortlichkeit im Gesellschaftsbereich.

Ist die Behinderung angeboren oder in der Kindheit erworben, wird die weitere — persönliche, familiäre oder berufliche — Entwicklung durch *allmähliche* Vorbereitung bestimmt werden. Wird ein angeborenes oder erworbenes Leiden erst im Erwachsenenalter voll wirksam (Insuffizienz, Progredienz, Primärschaden), so wird auch hier eine bisher scheinbar normale Entwicklung in einer Lebensphase, die durch wesentliche Faktoren bereits determiniert ist, mehr oder weniger abrupt unterbrochen.

1.4. Reaktion auf die Behinderung

Soweit die Funktionseinbuße und die sich daraus ergebenden Konsequenzen dem Behinderten *selbst* bewußt sind, muß die Reaktion als Antwort auf die Schädigung erkannt werden. Dabei lassen sich zunächst drei Varianten abgrenzen:

1. Vollständige Kompensation (oder sogar „Über"-Kompensation, oftmals bei sehr schweren Behinderungen).

2. Notgedrungenes Arrangement, z. B. wegen der Schwere der Behinderung und weitgehender Abhängigkeit (motivierte Kompensation!).

3. Resignation aufgrund besonderer Umstände, die einerseits durch die Art der Behinderung, andererseits durch äußeren Einfluß bedingt sein kann.

Selbstverständlich ist mit diesen drei Reaktionsformen keine unabänderliche Gesetzmäßigkeit fixiert; diese Antworten sind vielmehr einem ständigen Wandel unterworfen, wobei sich gerade Umwelteinflüsse stabilisierend oder verunsichernd auswirken können. Eine instabile Reaktionslage kann demnach auch bei „vollständiger Kompensation" auftreten. Sie ist vielleicht ein besonderes Charakteristikum des Behinderten überhaupt, selbst wenn die Ausgewogenheit als Grundtenor vorherrscht.

Dabei handelt es sich nicht um Stimmungsschwankungen vergleichbar denen des Gesunden, sondern um ganz spezifische, differenzierte Reaktionen des Behinderten als Antwort auf eine andersgeartete Umwelt. Reaktionen, die besonders empfindsam — oftmals nur in bestimmten Lebensbereichen — geäußert werden [13, 21, 36]. Das trifft in Sonderheit für Mehrfachbehinderte zu, deren Reaktionen durch die Art der Behinderungshäufung

– voneinander unabhängige Behinderungen und
– Behinderungen als Folge von Behinderungen

bestimmt werden [10, 56]. Der Versuch einer Differenzierung und ätiologischen Zuordnung kann hier durch die Mannigfaltigkeit bewußter und unbewußter Reaktionen des Behinderten in manchen Fällen überhaupt scheitern. Besonders deutlich wird die Schwierigkeit exakter Interpretation am Beispiel langfristiger Beobachtungen von Rheumatikern [12, 28, 29, 36, 40, 44]. Das Kranksein findet hier nicht nur seinen Ausdruck in

einer körperlichen Aktionsbehinderung, sondern ist vielmehr durch polyätiologische Entstehungsmechanismen auf verschiedenen Ebenen bei besonderer psychischer Verhaltensweise charakterisiert. Dies gilt in ganz ähnlicher Weise aber auch für zahlreiche andere Behinderungsarten [4, 5, 6, 38, 46, 52], bei denen multifaktorielle Probleme ein differenziertes, diagnostisch-therapeutisches Vorgehen erschweren.

Somit kann die Wertung eines krankhaften Geschehens — das sich ja im allgemeinen nur am vorhandenen oder fehlenden Nachweis eines Organbefundes orientiert — nicht nur in den Kategorien „organische" oder „funktionelle" Krankheit, „somatisches" oder „psychisches" Kranksein erfolgen, sondern wird immer auch eine Kombination mit verschiedenen Schwerpunkten der Ursache und Auswirkung einbeziehen müssen.

1.5. Kompensationsmöglichkeiten

Es ist also die Frage, inwieweit es gelingt, das Problem der Behinderung in seiner Vielschichtigkeit zu erkennen und zu analysieren, wobei das Ergebnis dieser Bemühungen Grundlage möglicher Kompensation darstellt. Prinzipiell erscheinen drei Ansatzpunkte für die Zielsetzung von wesentlicher Bedeutung:

– Motivationssteuerung
– Diagnostisch-therapeutischer Einsatz
– Beeinflussung der Umweltreaktionen

1.5.1. Motivationssteuerung

Als notwendiges Grundelement im gesamten Rehabilitationsablauf stellt die Motivation den Faktor dar, der durch seine enorme Variabilität für den Erfolg oder Mißerfolg der Eingliederung in weitestem Sinne bestimmend ist. Es ergibt sich daraus die Notwendigkeit bereits in der Frühphase der Bemühungen Stabilisatoren einzuplanen, um eventuellen Frustrationen entgegenzuwirken [1, 14]. Trotz der Schwierigkeit eines ständigen Wechsels der Bezugspersonen in den einzelnen Entwicklungs- und Behandlungsphasen und im Wandel der Anforderungen und Aufgaben ist das Abstimmen der gemeinsamen Arbeit verschiedener Fachdienste für die Motivationsstabilisierung von entscheidender Bedeutung [32, 35, 43, 63].

1.5.2. Diagnostisch-therapeutischer Einsatz

Neben der positiven Erziehungshaltung der Eltern zu ihrem behinderten Kind, bzw. dem individuellen Verhalten der Familie gegenüber dem behinderten Erwachsenen, sind die Möglichkeiten in Diagnostik und Therapie zunächst als wesentliches Regulativ anzusehen. Wichtig sind dabei das Ausmaß der Behinderung (sichtbar; nicht-sichtbar; Einengung des Aktionsradius im räumlichen und/oder intellektuellen Sinne; Wahrscheinlichkeit einer Progredienz u. a. m.), die Prognose für eine Wiederherstellung und die Chancen der Persönlichkeitsentfaltung insgesamt.
Obwohl die heutige Medizin bedeutende Fortschritte in der Früherfassung krankhafter Veränderungen durch differenzierte, apparative Diagnostik und in der Erweiterung konservativer wie operativer Therapie erzielt hat, verbleibt doch ein relativ hoher Prozentsatz ungeklärter Erkrankungen und ein nicht geringerer, bei dem die therapeutischen Möglichkeiten unzureichend und in ihrem Effekt lediglich als Versuch einer Restitutio anzusehen sind. Das bedeutet, daß die Medizin auf die Gesamtheit der Rehabilitationsfachkräfte insbesondere dann angewiesen ist, wenn diese Grenzen in der Therapie erreicht sind.

1.5.3. Beeinflussung der Umweltreaktionen

Aber nicht nur die im engeren Sinne an der Rehabilitation Beteiligten werden mit dieser Problematik konfrontiert, sondern zwangsläufig auch der Teil unserer Gesellschaft, der durch Leistungs- und Konkurrenzdenken zu einem Arrangement mit dem Behinderten in einem zu geringen Umfang bereit ist. Es erhebt sich damit die Frage nach der Bedeutung des Kranken oder des Krankseins für diese Gesellschaft überhaupt. Die Beantwortung muß ohne Zweifel von verschiedenen Ebenen aus erfolgen, wobei das allgemeine Krankheitspanorama in der jeweiligen Gesellschafts- und Wirtschaftsstruktur Grundlage weiterer Überlegungen ist.

Ganz offensichtlich hat sich im Hinblick auf das Krankheitspanorama in den vergangenen Jahrzehnten ein Wandel vollzogen, der für den Standort des Kranken in der Gesellschaft nicht ohne Bedeutung war [27]. Das Schwinden bzw. die Beherrschung verschiedener, sogenannter klassischer Krankheitsbilder und die verbesserten Möglichkeiten der Erhaltung des Lebens und der Wiederherstellung schwerer Organschäden bedeutet für den Kranken nicht mehr unumstößliche Isolation und Resignation, sondern schließt grundsätzlich die weitgehende Integration ein. Diese Aussage steht durchaus nicht in Widerspruch zu dem oben gegebenen Hinweis ‚Problematik bei Erreichung therapeutischer Grenzen‘. Diese Aussage beinhaltet vielmehr ein Charakteristikum unserer Zeit, in der man bemüht ist, Lösungen, gerade auch bei scheinbar ausweglosen Situationen *gemeinsam* zu erarbeiten! Inwieweit dieses Bemühen von der Gesellschaft in seiner Gesamtheit getragen wird, hängt zunächst von der Strukturierung im Gesellschafts- und Wirtschaftsbereich ab. Darüber hinaus selbstverständlich auch von dem Willen zur Realisierung vorhandener oder neu zu schaffender Möglichkeiten für eine sinnvolle Integration des Behinderten.
Unsere Gesellschaft wird als industrielle Leistungsgesellschaft bezeichnet, in der die persönlichen Fähigkeiten und Leistungen als Kriterium für die Zuteilung sozialer Positionen und als Basis des Sozialprestiges bestimmend sind. Geprägt ist diese Gesellschaft durch vier Merkmale [55]:

Soziologisch — Arbeitsteilung, Mobilität, Nivellierung von Lebensstil und Lebensstandard

Sozialpsychologisch — Prinzip der Konkurrenz, Wettbewerbssituation

Ökonomisch — Aufhebung des Bedarfdeckungsprinzips zugunsten des Prinzips der Gewinnmaximierung und

Technisch — progressive und intensivieren-
de Mechanisierung des Arbeitsprozes-
ses.

Die Anpassung an ein derartiges System
durch Leistung, Wettbewerbsfähigkeit und
Verhaltenskontrolle bedeutet Teilhabe am
Wohlstand, der gleichzeitig Harmonisierung
und Beunruhigung schafft [59]. Diese Beunruhigung muß allerdings nicht a priori Störung, sondern kann auch Stimulans für eine
positive Entfaltung sein. Jedes Abweichen
von dieser ‚Norm‘ wird aber sehr empfind-
lich registriert, wobei der ‚Außenseiter‘ mög-
licherweise umgehend aus dem vorgegebenen Raster eliminiert wird. So zweckmäßig
ein solches Verfahren für den Produktions-
ablauf auch sein mag, so fragwürdig erscheint es dann, wenn Minderheiten auf diese Art einer eventuellen Manipulation unter-
liegen.

Nicht nur die über 4 Millionen Behinderten
in der Bundesrepublik, sondern auch andere
Minderheiten [2] stehen vielfach außerhalb
der Gesellschaft und werden weitgehend der
nichtproduktiven Bevölkerung zugerechnet.
Die Frage, ob sich das eine Gesellschaft heute überhaupt in diesem Ausmaß leisten
kann, muß entschieden verneint werden.
Aber ganz abgesehen von volkswirtschaft-
lichen und wirtschaftspolitischen Überlegungen stehen grundsätzlich humanitäre Aspekte im Vordergrund. Und auch hier kann es
sich unsere Gesellschaft nicht leisten, lediglich in Form einer Kenntnisnahme das Problem ad acta zu legen. Es geht einfach dar-
um, die Mitverantwortung für einen Personenkreis dieser Gesellschaft — der von vornherein ungünstige Startbedingungen hat —
kontinuierlich zu tragen und auch für den
einzelnen in der Gestaltung sämtlicher
Lebensbereiche aktiv tätig zu werden. Das
gilt für den sozialen wie für den beruflichen
Sektor in gleicher Weise! Gemeinsam müssen grundlegende Konzeptionen entwickelt
werden, die sich an den realen Möglichkeiten eines Fortbestehens der Gesamtpopu-
lation orientieren [33, 58]. Die Entscheidung
wird hierbei ganz wesentlich durch das Ausmaß einer positiven Auseinandersetzung mit
der Problematik des Behinderten geprägt.

*Sie stellt einen Wertmesser des kulturellen
und zivilisatorischen Niveaus einer Gesellschaft dar.*

2. Umfassende Rehabilitation

Aufgaben medizinischer, beruflicher und sozialer Fachdienste

2.1. Grundsätze und Richtlinien für die Rehabilitation der Behinderten

In den Empfehlungen und Entschließungen des Europarates zur Rehabilitation der Behinderten [64] werden die Regierungen der Mitgliedsstaaten der Westeuropäischen Union gebeten, „... anzuerkennen, daß es ihre Pflicht ist, sicherzustellen, daß die Behinderten — ungeachtet der Ursache oder des Ursprungs ihrer Behinderung — im Rahmen ihrer Fähigkeiten einen normalen Platz in der Gemeinschaft einnehmen, und demgemäß für ihre funktionelle Rehabilitation und ihre berufliche Wiedereingliederung zu sorgen oder sie zu fördern".

In den allgemeinen Richtlinien, die 14 Punkte umfassen, sind die Abschnitte 1 und 2 besonders hervorzuheben. Darin heißt es u. a., daß man unter dem Begriff ‚Rehabilitation‘ alle Maßnahmen versteht, „... die dazu bestimmt sind, eine behinderte Person geistig und körperlich darauf vorzubereiten, im Rahmen ihrer Fähigkeiten einen normalen Platz in der Gemeinschaft — sei es im Arbeitsleben oder im häuslichen Bereich — einzunehmen oder wiedereinzunehmen". Damit ist die Rehabilitation als „... ein einheitlicher, kontinuierlicher Vorgang zu betrachten, der mit der Erkrankung oder Verletzung beginnt und erst abgeschlossen ist, wenn die endgültige Wiedereingliederung unter den bestmöglichen Arbeits- und Lebensbedingungen erreicht ist".

Mit diesen Grundsätzen und Richtlinien ist das Ziel abgesteckt und der Weg in groben Umrissen markiert, wobei die Praxis in den einzelnen Ländern erst in der Bewährung steht. Zweifelsohne sind gegenwärtig Bestre-

bungen im Gange — und dies besonders in der Bundesrepublik Deutschland —, die eine Wende auf dem Sektor rehabilitativer Arbeit erkennen lassen. Die Vielschichtigkeit der Problemstellung und die ganz neuen Aspekte kooperativer Tätigkeit sehr verschiedener Fachdienste und Funktionsbereiche erfordern allerdings Entwicklungsprozesse, die sich zwangsläufig über große Intervalle erstrecken. Das hängt einmal mit sehr traditionsgebundenen Anschauungen zusammen, zum anderen aber auch mit einer unumgänglichen Kenntniserweiterung, die das eigene Fachgebiet beträchtlich überschreitet.

2.2. Rehabilitationsmedizinische Aspekte

Während in der Vergangenheit die Ganzheitsbetrachtung des kranken Menschen weitgehend im Vordergrund stand, ist es besonders in den letzten beiden Jahrzehnten zu einer sehr differenzierten und auf einzelne Organsysteme bzw. Organe gerichtete Entwicklung gekommen. Die Folge war eine Spezialisierung, für die sich in der Medizingeschichte kaum ein ähnliches Beispiel findet. Diese Entwicklung hat ohne Zweifel die Möglichkeiten in Diagnostik und Therapie erweitert, wobei z. B. auf dem apparativ-technischen Sektor eine Zusammenarbeit mit außermedizinischen Fachdisziplinen fast schon zur Selbstverständlichkeit geworden ist [11, 45, 47]. Nicht zuletzt diesen Fortschritten der medizinischen Wissenschaft und der technischen Entwicklung haben wir es zu verdanken, daß sich die Zahl der rehabilitations-*fähigen* Behinderten ständig vergrößert. Vergrößert hat sich damit allerdings

6

auch die Basis notwendiger Bemühungen, die

- langfristig
- umfassend
- individuell
- flexibel und
- zukunftsorientiert

sein müssen. Damit stellt sich die Notwendigkeit in einem neuen Konzept gleichzeitig auch den Standort des Behinderten festzulegen, wobei — will man die Situation recht begreifen und sinnvolle Lösungen für eine umfassende Integration erarbeiten — der Behinderte „als Subjekt in seiner Welt, als Partner und Glied einer Gemeinschaft" [41], als *zum Team gehörig*, gesehen werden muß. Und das bedeutet grundsätzlich ein Umdenken beider Partner im Hinblick auf die Zielsetzung, besonders aber in der Durchführung gemeinsamer Aktionen.

Es hat sich nun gezeigt, daß man zu lange an dem Begriff des nacheinander ablaufenden Rehabilitationsplanes festgehalten hat. Man sah die geforderte Nahtlosigkeit des Systems allein in der Tatsache gesichert, daß auf eine medizinische Wiederherstellung die berufliche Neuorientierung und nach dieser Phase die soziale Integration erfolgte. Damit waren zwar drei wichtige Elemente aneinandergekoppelt, ohne allerdings die oftmals notwendige Parallelität verschiedener Maßnahmen zu berücksichtigen. Insbesondere bei chronisch Kranken — und um diese handelt es sich in einem hohen Prozentsatz in der Orthopädie — ist die kontinuierliche Präsenz des Arztes unumgänglich, wobei das bisherige System den Spielraum ärztlicher Einflußnahme erheblich einengte. Diese Möglichkeit war in den Bereichen nicht gegeben, in denen berufliche und soziale Aspekte im Vordergrund standen.

So bedurfte es schon recht revolutionärer Bestrebungen, zunächst einmal den Standort ärztlicher Tätigkeit in einem neuen Konzept zu markieren und die Aufgaben der Rehabilitationsmedizin zu definieren. Aus den Gedankengängen über „Rehabilitationsmedizin und wissenschaftliche Forschung" von JACOB

[24] seien deshalb einige grundlegende Äußerungen zitiert, die diesen neuen Arbeitsbereich mit seinen vielgestaltigen Aufgaben und Problemen umreißen: „Keine andere medizinische Disziplin bedarf so sehr der Einheit von Forschung, Lehre und Praxis, der interdisziplinären und interfakultativen Kooperation wie die Rehabilitationsmedizin."

Damit werden die Voraussetzungen für das „Funktionieren" der gemeinsamen Arbeit angesprochen, die Information, Kooperation und Koordination medizinischer wie nicht-medizinischer Bereiche beinhalten. Ein Aspekt, der eine ganz wesentliche Erweiterung bisheriger Funktionen im Rahmen der klassischen Medizin darstellt, weil u. a. die Einbeziehung der sozialen und beruflichen Gesichtspunkte in den Therapieplan vorgenommen wird. Auf der anderen Seite geht es aber gleichzeitig auch um neue Projektionen innerhalb des medizinischen Fachbereiches, z. B. bei der Bestimmung der Restleistungsfähigkeit im Hinblick auf eine umfassende Integration, und hier wiederum unter Berücksichtigung der Persönlichkeitsstruktur im Einzelfall. In welchem Umfang dabei medizinische wie nicht-medizinische Funktionsbereiche gemeinsam eingeschaltet werden müssen, zeigen die folgenden Hinweise [24]: „Wir stoßen hier auf die Notwendigkeit einer prinzipiellen Analyse und Differenzierung zwischen Leistungsschwankung, Leistungsdruck, Leistungsforderung, Leistungsverweigerung, Leistungsunfähigkeit (Invalidität). Die differenzierte Motivationsforschung unter biographischem und soziologischem Aspekt dürfte hier zusammen mit einer differenzierten psychologischen Test-Analyse wesentliche Einblicke in die Prognose des Rehabilitationsverfahrens ermöglichen."

Abgesehen vom Einzelfall besteht das Problem einer notwendigen Feldforschung bei abgrenzbaren Gruppen verschiedener Behinderungsarten generell, wobei sozialpathologische Faktoren „Verlauf und therapeutische Konditionierung — und damit die Prognose" [24] wesentlich beeinflussen können.

Vergleichende Untersuchungen über den Rehabilitationsvorgang (Prognose, Therapieerfolg und Katamnese) wären demnach vordringlich, um zu Aussagen allgemeiner und spezieller Handhabung gemeinsamer Bemühungen zu kommen. Darüber hinaus kann und darf sich das Interesse aber nicht nur im Ablauf eines Rehabilitationsverfahrens bis zur beruflichen Wiedereingliederung erschöpfen, sondern sollte sich generell auf die nicht weniger wichtigen Nachsorge-Probleme erstrecken. JACOB gibt hier eine Gliederung in sechs Punkten, die eigentlich jede Rehabilitationsmaßnahme umfassen sollte:

1. medizinische Nachsorge
2. soziale Nachsorge
3. berufliche Nachsorge
4. gesundheitserzieherische Nachsorge
5. aktive Gestaltung des psychosozialen Lebensraums
6. epidemiologische Katamnese.

Bisherige Untersuchungen auf diesem Sektor [3, 23, 37, 61, 65] geben erste Hinweise, so daß entsprechenden Projektplanungen beschleunigt eine breite Basis einzuräumen ist; und dies nicht zuletzt deshalb, weil „hier ein wissenschaftliches und therapeutisches Anliegen unmittelbar konvergieren" [24]. Das gleiche gilt für die in mancher Hinsicht noch uneinheitlichen Vorstellungen über die Zusammenhänge zwischen Prävention und Rehabilitation [42].

Zur Thematik interdisziplinärer und interfakultativer Zusammenarbeit mit dem Ziel einer Intensivierung umfassender Forschung und Projektplanung werden Ansätze in den Arbeiten von GERCKE [16], JENNING und SCHOLZ [25] und SCHOLZ [50] deutlich. Für die Technik wie für die Medizin bedeutet die allgemeine Zunahme des Wissensstoffes Spezialisierung, die ihrerseits wiederum die Produktion neuen Wissens beschleunigt. Somit stellt sich nicht nur das Problem in einer Bewältigung derzeitiger Aufgaben, sondern vielmehr auch in einer Beherrschung künftiger Gegebenheiten, die es heute bereits zu analysieren gilt und an die wir jetzt schon die Nachwuchskräfte — in Sonderheit die ärzt-

lichen — heranführen müssen [60]. Die Rehabilitationsmedizin wird dabei einen ihr gebührenden Aufgabenbereich übernehmen müssen.

2.3. Erwachsenenausbildung in der Rehabilitation

Form, Inhalt und Bedeutung der Berufe und damit das Gefüge des Berufslebens sind schon immer besonderen Veränderungen unterworfen gewesen. Im Hinblick auf den zunehmenden Einfluß moderner Technik vollziehen sich diese Vorgänge häufiger und schneller als bisher. Die Handarbeit und bevorzugt die manuelle Maschinenarbeit werden in steigendem Maße durch Arbeit mit dem Maschinen-Werkzeug und durch Automatisation ersetzt. Darüber hinaus entstehen durch Erschließung neuer oder Veränderung der Anwendungsgebiete herkömmlicher Energiequellen sowie durch die Entwicklung von Werkstoffen zusätzliche Berufszweige, die dem System von Klassifikationen des Erwerbslebens zuzuordnen sind. Der Begriff des Erwerbslebens beinhaltet sämtliche Umweltbeziehungen des Menschen, die auf seiner aktiven Beteiligung am Wirtschaftsleben basieren, wobei der Standort einer Person im Erwerbsleben von besonderer Bedeutung ist. Die Standortbestimmung erfolgt dabei aus der Art des Betriebes, der ausgeübten Tätigkeit und der Position im Beruf bzw. deren Kombination. Demgegenüber „werden die auf Erwerb gezielten, charakteristischen Kenntnisse und Fähigkeiten sowie Erfahrungen erfordernden und in einer typischen Kombination zusammenfließenden Arbeitsverrichtungen" [66] als Berufsbegriff verstanden.

Unsere Leistungsgesellschaft fordert die Fähigkeit, sich an die wirtschaftlichen Gegebenheiten anzupassen und stellt damit den einzelnen vor immer neue Entscheidungen. Entscheidungen, die oftmals eine Überforderung darstellen, insbesondere dann, wenn Mobilitätseinschränkungen — welcher Art auch immer — den Aktionsradius einengen.

8

So ist es wesentliche Aufgabe der Gesellschaftspolitik auf dem Sektor der Berufsausbildung Vorausschau, Planung und Beratung zu übernehmen und gerade auch für den behinderten Erwachsenen in verstärktem Maße wie in den übrigen Bildungsbereichen gleiche Chancen einzuräumen. Dazu gehört an erster Stelle einmal das ernsthafte Bemühen, die Bedeutung einer optimalen Entwicklung im Bereich der beruflichen Erwachsenenbildung richtig einzuschätzen, zum anderen die Ziele festzulegen und die derzeitigen wie künftigen Möglichkeiten in der Gestaltung zu realisieren.

Da der Ausbildungsmodus beim Jugendlichen verständlicherweise anders als bei der Berufsausbildung Erwachsener ist, waren Parallelitäten von vornherein auszuschließen. Während methodische und technische Mittel sowie personeller Einsatz in der Erwachsenenausbildung um ein Vielfaches erhöht sind, stellen sich darüber hinaus auch andere Ziele [7, 8, 67]. Dem weitgehenden Reifen und Hinzulernen des Jugendlichen nach Abschluß einer Lehre, steht die volle Verantwortlichkeit des Erwachsenen am Ende einer Ausbildung gegenüber (berufliche Mobilität, Arbeitsplatzwahl, Gestaltung des beruflichen Fortkommens u. a. m.). Damit es dem Erwachsenen ermöglicht wird, zu dieser Eigenverantwortlichkeit zu kommen, müssen bestimmte Voraussetzungen geschaffen werden. Dies trifft in Sonderheit für den Behinderten zu, für den neben den Kriterien einer Erwachsenenausbildung moderner Prägung auch entsprechend der vorliegenden Mobilitätseinbuße Besonderheiten technischer Ausstattung (Arbeitsplatzgestaltung, Arbeitsmaterial, Wohnraum) als notwendige Grundlagen anzusehen sind. Hinzu kommt die Berücksichtigung der Belastbarkeit am Arbeitsplatz [20, 25, 51], so daß eine Vielfalt von Faktoren die berufliche Neuorientierung bestimmen. Es ist verständlich, daß die Durchführung einer derartigen Maßnahme nicht ohne ausreichende Erprobung denkbar ist, die berufliche, psychologische und medizinische Bereiche in gleicher Weise angeht, und demnach eine Beurteilung der Gesamtsitua-

tion im Einzelfall nur gemeinsam (!) erstellt werden kann [62].

Auf dem Sektor beruflicher Erwachsenenausbildung ist die Forderung nach zeitgemäßen Methoden der Unterweisung in den Vordergrund getreten. Das heißt, daß ein vorgegebenes Ziel in möglichst kurzem Intervall zu erreichen bzw. in einem abgrenzbaren Zeitraum umfassender Lernstoff unterzubringen ist. Hierfür sind technische Gegebenheiten, insbesondere auf dem Gebiet der Elektronik von ausschlaggebender Bedeutung.

Nach BORDEL [9] zeichnen sich in der Entwicklung zwei Formen der Wissensvermittlung ab, die in der Berufsausbildung Erwachsener Unterrichtsgestaltung und Unterrichtsplanung bestimmen werden:

1. Die Seminar- und Gruppenarbeit, die Lehrdiskussion, das Forum und das Tutorensystem. Der Vorteil dieser Unterrichtsformen besteht u. a. in einer aktiven Teilnahme des Lernenden am Lehrbetrieb.

2. Möglichkeiten der Ausbildungstechnologie, wie wir sie aus der programmierten Unterweisung in Kombination mit audio-visuellen Unterrichtssystemen kennen.

Die Form des technischen Unterrichts stellt dabei für ältere Ausbildungsteilnehmer wie für den Behinderten mit bestimmten, behinderungsspezifischen Auswirkungen, einen wesentlichen Fortschritt in der Wissensvermittlung dar und kann die Schwierigkeiten aufgrund einer Mobilitätseinschränkung in mancherlei Hinsicht zumindest teilweise abfangen. Somit wird dem behinderten Erwachsenen der Weg über die berufliche Qualifikation zur Teilnahme am Erwerbsleben geebnet und die Wettbewerbsfähigkeit durch Erlernen moderner und zukunftsorientierter Berufe ermöglicht.

2.4. Soziale Aufgaben in der Rehabilitation

Zweifelsohne kann die Sozialarbeit in ihrer Gesamtheit an dieser Stelle nicht annähernd abgehandelt werden. Im Hinblick auf die in diesem Abschnitt vorliegende Thematik erscheint es jedoch von Wichtigkeit, einige Aufgaben des Sozialdienstes während der beruflichen Rehabilitation darzustellen und auf die Tätigkeit im Vorfeld wie auf die nachsorgenden Maßnahmen hinzuweisen.

Die Sozialarbeit umfaßt zwei große Tätigkeitsbereiche, die ihrerseits vielfach aufgegliedert sind. Den administrativ-koordinierend-organisatorischen Aufgaben stehen die sozialtherapeutischen gegenüber. Diese wiederum beinhalten die soziale Einzelhilfe (case-work), die soziale Gruppenarbeit und die soziale Gemeinwesenarbeit [15]. Behinderungsspezifische Fragen können weder global noch aus einer gewissen Anonymität heraus beantwortet werden. Sie bedürfen der Individualisierung durch Herstellung einer Beziehung im Einzelfall.

Trotz der modernen Ausbildungssituation im Berufsförderungswerk Heidelberg ist es nicht vermeidbar, daß ein Teil der Rehabilitanden in Belastungssituationen gerät, die alleine nicht mehr bewältigt werden können. Aus diesem Grunde wurden sämtliche für die Rehabilitation notwendigen Fachdienste eingerichtet, wobei die Rehabilitationsberatung — als Teilbereich des Sozialdienstes — eine Schlüsselstellung einnimmt. Jeder Ausbildungsgruppe (30 Ausbildungsteilnehmer umfassend) ist ein Rehabilitationsberater zugeordnet, der die Ursachen besonderer Probleme systematisch klärt und, soweit es seine Zuständigkeit überschreitet, fachkundige Hilfen mobilisiert. Hier ist an die Möglichkeiten der Individualförderung im Unterricht, an fachärztliche Behandlungen oder auch an sozialtherapeutische Maßnahmen gedacht. Auf der anderen Seite werden von den verschiedenen Fachdiensten gleichfalls Informationen an die Rehabilitationsberatung weitergeleitet, die ihrerseits die Ge-

samtproblematik in regelmäßigen Einzelfallbesprechungen zur Diskussion stellt. Das Ergebnis dieser gemeinsamen Konferenz wird dann mit dem Rehabilitanden im Einzelgespräch erörtert, so daß durch ständigen Informationsfluß in *jeder* Phase der Ausbildung eine optimale Betreuung gewährleistet ist.

Neben dieser ausbildungsbegleitenden Betreuung bestehen allerdings auch enge Kontakte zu Institutionen in der berufsvorbereitenden Phase und denen, die nach Abschluß der Ausbildung in Aktion treten. Diese breite Streuung des Aufgabengebietes hat sich als besonders zweckmäßig erwiesen, da eine für den Rehabilitanden notwendige Betreuung durch oftmals dezentralisierte Dienststellen außerhalb des Berufsförderungswerkes nicht immer ausreichend koordiniert werden kann. Zudem — und das zeigen die täglichen Erfahrungen — wird manches Problem bis zur Einberufung in das Berufsförderungswerk „vertagt", auf der anderen Seite eine begründete Empfehlung „als nicht unbedingt erforderlich" angesehen. Hier ist das persönliche, informative Gespräch mit dem Vertreter des zuständigen Kostenträgers, dem weiterbehandelnden Arzt, der Rehabilitationsberatung des zuständigen Arbeitsamtes oder dem neuen Arbeitgeber in der Lage, Voraussetzungen zu schaffen, die dem Behinderten die Integration erleichtern und das während der Ausbildung Erreichte langfristig sichern.

Information, Kooperation und Koordination bilden somit die Basis gemeinsamer Arbeit in der Rehabilitation Behinderter. Das gilt für die medizinischen, beruflichen und sozialen Bereiche in gleicher Weise, wobei die Effizienz der Bemühungen um ein Vielfaches erhöht wird, wenn eigene Vorstellungen der Gesamtkonzeption umfassender Rehabilitation *zugeordnet* werden.

3. Berufliche Rehabilitation

Berufliche Qualifikation bei Erkrankungen des Haltungs- und Bewegungsapparates am Modell des Berufsförderungswerkes Heidelberg

3.1. Die Konzeption

Die Konzeption der Modelleinrichtung „Berufsförderungswerk" ist davon ausgegangen, daß der behinderte Erwachsene in der Phase beruflicher Neuorientierung neben einer fachlichen Qualifikation gleichzeitig auch umfassender Betreuung in der Lebensführung und Lebensgestaltung bedarf. Damit ergab sich zwangsläufig die Bereitstellung verschiedener Fachdienste, die dem Behinderten ständig in der Beratung und aktiven Hilfe zur Verfügung stehen müssen.

In der nachfolgenden Skizze ist ein Schema notwendiger Schwerpunkte dargestellt, wobei wegen der Übersichtlichkeit auf die Differenzierung einzelner Fachbereiche und deren besonderen Aufgaben sowie auf den Hinweis möglicher Querverbindungen bewußt verzichtet wird (Abb. 1).
Die Mischung verschiedener Behinderungsarten und Altersstufen innerhalb eines Ausbildungsprogramms hat Konsequenzen im Unterrichts- und Internatsbereich, die in einigen Punkten erläutert werden sollen:

Grundsätzlich ist bei der architektonischen Planung und der technischen Ausrüstung davon auszugehen, daß die Benutzung in jedem Fall für Schwerbehinderte möglich ist. Das bedeutet für den Neubau stufenlose Begehbarkeit (z. B. Fahrstühle, selbstöffnende Türen u. a.) und großzügige Raumplanung (Rollstuhl!) sowie für den Unterrichtssektor eine umfassende Arbeitsplatzgestaltung (höhenverstellbare Tische und Stühle, Bedienungserleichterungen bei allen Maschinen — Linkshänder! — u. a.). Unter Berücksichtigung einer kontinuierlichen Steigerungsrate Schwer- und Schwerstbehinderter in der Ausbildung ist die Notwendigkeit besonderer Individualhilfen in vermehrtem Umfang Rechnung zu tragen.
Die Organisation des Unterrichtsablaufes hat neben der verschiedenen Auswirkung

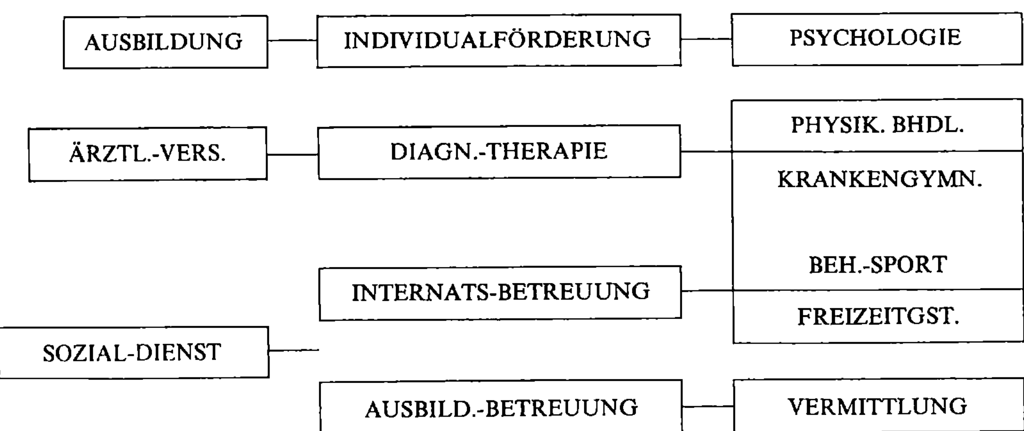

Abb. 1. Schwerpunktbereiche im Rahmen qualifizierter Berufsausbildung im Berufsförderungswerk

einzelner Behinderungen innerhalb einer Ausbildungsgruppe (z. B. Amputation — Epilepsie — Herzinfarkt) auch das Arbeitstempo, Konzentrationsfähigkeit und Dauerleistungsvermögen im Einzelfall (jugendlicher — älterer Rehabilitand!) zu berücksichtigen, wobei die Ausbildung von allen Teilnehmern im gleichen Zeitraum zu absolvieren ist.

Das Zusammenleben im Internat setzt einen wichtigen Akzent in der Ausbildung insofern, als das enge Miteinander junger und älterer (Lebens- und Berufserfahrung!) Rehabilitanden beim Lernen, in der Wohngemeinschaft und in der Freizeit einen ständigen Erfahrungsaustausch herbeiführt, der sich zwangsläufig auf alle Lebensbereiche erstreckt, positive Aspekte fördern und negative Einflüsse abbauen kann. Darüber hinaus ist die Internatsbelegung so abzustimmen, daß sowohl Aspekte der Behinderung (eventuelle gegenseitige Hilfen) wie gleichfalls auch Aspekte der Alters- und Persönlichkeitssituation entsprechend berücksichtigt werden. Flexibilität ist hier von besonderer Bedeutung, wenn aufgrund ärztlicher, ausbildungsbezogener oder anderweitiger Hinweise eine rasche Umorientierung zu erfolgen hat.

Wenn man versucht, die Gegebenheiten in der Ausbildung der realen Situation im Erwerbsleben anzugleichen, so kann nicht auf eine gewisse Differenzierung im Einzelfall und für bestimmte Behinderungsarten verzichtet werden. Die globale Abhandlung des Personenkreises „Behinderte" auf dem Sektor beruflicher Rehabilitation kann dort nicht erfolgen, wo spezielle, behinderungsspezifische Probleme zu lösen sind. Und hier bieten die Erkrankungen des Haltungs- und Bewegungsapparates eine Fülle von Besonderheiten, die gerade im Hinblick auf eine berufliche Qualifikation berücksichtigt werden müssen.

Während bis zum Jahre 1968 eine relative Konstanz der Ausbildungssituation und eine gleichermaßen konstante Zusammensetzung verschiedener Behinderungsarten nachzuweisen ist, stellt die Phase 1969 – 1971 in je-

der Hinsicht einen durch verschiedene Faktoren geprägten Umbruch dar. Die vorgelegten Untersuchungen betreffen den Zeitraum von 1968 – 1972 und zeigen einen Entwicklungsprozeß, der auch heute noch nicht abgeschlossen ist. Am Beispiel der Erkrankungen des Haltungs- und Bewegungsapparates werden die besonderen Probleme in der Phase beruflicher Rehabilitation, aber auch anhand spezieller Untersuchungen die notwendigen Voraussetzungen im Vorfeld aufgezeigt. Aufgrund bisheriger Erfahrungen werden entsprechende Vorstellungen für eine künftige Arbeit im Rahmen rehabilitationsmedizinischer Tätigkeit entwickelt, die sich an dem gemeinsamen Ziel einer umfassenden Integration des Behinderten orientieren.

3.2. Allgemeine Übersicht 1968 – 1970

Die vorliegende Auswertung betrifft zunächst 87 Ausbildungsprogramme mit insgesamt 2627 Rehabilitanden, wobei die Erkrankungen des Haltungs- und Bewegungsapparates unter besonderen Gesichtspunkten untersucht werden. Die Ermittlung der Gesamtzahlen erfolgt bei Beginn eines jeden Ausbildungsprogramms. Das eventuelle Ausscheiden, Umsetzen oder Unterbrechen ist nicht berücksichtigt worden. Eine Doppelregistrierung wird durch Listenvergleich der jeweils neu zusammengestellten Programme vermieden. Die unterschiedliche Höhe des Zahlenmateriales innerhalb der drei Jahre ist durch fließende Übergänge der Beginn- und Abschlußzeiten (Ausbildungsdauer), durch den Beginn neu aufgenommener Berufsbilder 1969 und 1970 sowie durch Erhöhung der Internatsplätze von 800 auf 1200 im Jahre 1969 bedingt. Das Verhältnis der männlichen zu den weiblichen Ausbildungsteilnehmern beträgt 96,92% zu 3,08% (Tabelle 1) und ist innerhalb der drei Jahrgänge relativ konstant.

Bei Differenzierung und spezieller Zuordnung einzelner Behinderungsarten in den Ausbildungsprogrammen würden trotz des

Tabelle 1. Teilnehmerzahl zu Beginn der Ausbildungsprogramme in
den Jahren 1968 – 1970

Teilnehmer	1968	1969	1970	1968 – 1970	%
männlich	627	1146	773	2546	96,92
weiblich	17	35	29	81	3,08
gesamt	644	1181	802	2627	100,00

großen Kollektivs verschiedene und besonders den Orthopäden interessierende Krankheitsbilder in zu kleiner Zahl vertreten sein. Aus diesem Grunde wird eine Zusammenfassung einzelner Ausbildungsprogramme in Berufsgruppen vorgenommen. Sie erfolgt unter Berücksichtigung nahezu gleicher Leistungsforderung bei entsprechender Mobilitätseinbuße (Tabelle 2).

Somit ergeben sich fünf Berufsgruppen, die einen bestimmten Bereich spezieller Ausbildungsprogramme und deren zusätzliche Möglichkeiten in der Berufsrichtung beinhalten. In der Gruppe „Anlern- und Facharbeiterberufe" (A) sind die Ausbildungsprogramme Elektronik, Elektromechanik, Feinmechanik und der Metallfacharbeiter zusammengestellt. So hat der Elektroniker die Möglichkeit der Ausrichtung zur industriellen Produktion, im Sektor Rundfunk – Fernsehen – Phono oder auch im Bereich der Energieelektronik. Unter dem Begriff des Metallfacharbeiters finden sich u. a. Möglichkeiten der Ausbildung zum Fertigungsprüfer, Hobler, Fräser, Werkzeugmacher, Universalfräser, Mechaniker, Maschinenschlosser, Dreher oder Automateneinrichter. Diese Gruppe bietet also sehr viel mehr

Tabelle 2. Zusammenfassung der Ausbildungsprogramme in Berufsgruppen der Jahre 1968 – 1970 und die im Text wiederkehrenden Abkürzungen

Zusammenfassung der Ausbildungsprogramme in Berufsgruppen und die jeweiligen Abkürzungen		Ausbildungsprogramme der Jahre 1968 – 1970 und die jeweiligen Abkürzungen	
A	Anlern- und Facharbeiterberufe	EL	Elektroniker
		EM	Elektromechaniker
		FK	Feinmechaniker
		M	Metallfacharbeiter
B	Techniker und Teilkonstrukteure	ET	Elektrotechniker
		MT	Maschinenbautechniker
		BT	Bautechniker
		TK	Teilkonstrukteur
		BZ	Bauzeichner
C	Kaufmännische Berufe	IK	Industriekaufmann
		BP	Büropraktiker
		BK	Bürokaufmann
D	Berufe der Datenverarbeitung	DV	Kaufmann
			Programmierer
			Lochkartenbearbeiter
E	Graduierte Berufe	BI	Bauingenieur
		MI	Maschinenbauingenieur
		BW	Betriebswirt

Möglichkeiten, wie es die Deklarierung der vier angeführten Ausbildungsprogramme zunächst vermuten läßt.

In ähnlicher Weise gilt dies für die Berufsgruppe „Techniker und Teilkonstrukteure" (B), also die Elektrotechniker, Maschinenbautechniker, Bautechniker, Teilkonstrukteure und Bauzeichner sowie die Gruppe „Kaufmännische Berufe" (C), in der der Industriekaufmann, der Büropraktiker und der Bürokaufmann angesprochen sind. Die Gruppe „Berufe der Datenverarbeitung" (D) umfaßt neben dem Lochkartenbearbeiter den Zweig des DV-Kaufmannes als Programmierer für maschinenorientierte Sprachen oder als Programmierer für problemorientierte Sprachen.

Die letzte Gruppe „Graduierte Berufe" (E) betrifft den Bauingenieur für Hochbau und Konstruktion sowie den Maschinenbauingenieur und den Betriebswirt mit der Ausrichtung Bürotechnik und Datenverarbeitung, Betriebsorganisation und Menschenführung, betriebliches Rechnungswesen und Steuerlehre. Inzwischen hat man in einigen Beru-

Tabelle 3. Übersicht der Teilnahme männlicher (m) und weiblicher (w) Rehabilitanden in den Ausbildungsprogrammen 1968 – 1970

Berufs-gruppen	Aus bildungs-pro-gramme	1968	1969	1970
A	EL	m	m	m
	EM	m	m	
	FK	m	m	m
	M	m	m	m
B	ET	m	m	m
	MT	m	m	m
	BT	m	m	m
	TK	m w	m w	m
	BZ	m w	m	m
C	IK	m w	m w	m w
	BP	m w	m w	m w
	BK			m w
D	DV	m w	m w	m w
E	BI		m	
	MI		m	
	BW		m w	

Tabelle 4. Übersicht der Teilnahme weiblicher Rehabilitanden in speziellen Ausbildungsprogrammen

Berufsgruppen	Ausbildungsprogramme
B	TK
	BZ
C	IK
	BP
	BK
D	DV
E	BW

fen und Ausbildungsprogrammen neue Wege beschritten, so daß verschiedene Berufsrichtungen nicht mehr vertreten oder in anderer Form dargestellt sind. Für die vorliegende Auswertung war es jedoch zweckmäßig, die 1968 – 1970 gültige Einteilung beizubehalten, da sonst Vergleichsmöglichkeiten kaum mehr gegeben wären.

Neben der Angabe des Verhältnisses männlicher zu weiblicher Ausbildungsteilnehmer war zu untersuchen, in welchen Programmen generell männliche bzw. männliche und weibliche Rehabilitanden ausgebildet wurden (Tabelle 3). Aus der Übersicht gehen zusätzlich die Beginntermine der einzelnen Ausbildungsprogramme hervor, wobei der Bauingenieur, der Maschinenbauingenieur und der Betriebswirt im Jahre 1969 und der Bürokaufmann erstmalig im Jahre 1970 neu aufgenommen wurden.

Somit entfällt die Teilnahme weiblicher Ausbildungsteilnehmer für die Gruppe A vollständig, darüber hinaus für die Gruppe B in den Programmen ET, MT und BT und in der Gruppe E für BI und MI.

Das heißt, daß innerhalb der zusammengefaßten Ausbildungsprogramme weibliche Teilnehmer lediglich in insgesamt sieben vertreten waren (Tabelle 4).

Zum Verständnis der Relation der Gesamtteilnehmerzahl in den einzelnen Ausbildungsprogrammen ist die Übersicht in Tabelle 5 zusammengestellt. Unter Zugrundelegung von 2627 Rehabilitanden ist demnach der prozentuale Anteil der Berufsgrup-

Tabelle 5. Übersicht der Teilnehmerzahlen von 87 Ausbildungsprogrammen der Jahre 68 – 70

Berufs-gruppen	Ausbildungsteilnehmer			
	der Progr.		insgesamt	%
A	EL	359	724	27,57
	EM	56		
	FK	135		
	M	174		
B	ET	86	721	27,42
	MT	117		
	BT	116		
	TK	132		
	BZ	270		
C	IK	432	800	30,46
	BP	331		
	BK	37		
D	DV	250	250	9,52
E	BI	30	132	5,03
	MI	38		
	BW	64		
		2627	2627	100,00

pen A, B und C — bei geringfügiger Akzentuierung der Gruppe C — nahezu gleich, bei der Berufsgruppe D unter 10%; etwa 5% entfallen auf die Berufsgruppe E, wobei hier der erstmalige Beginn dieser Ausbildungsprogramme im Jahre 1969 und die über das Jahr 1970 hinausgehende Ausbildungszeit berücksichtigt werden muß.

3.3. Spezielle Übersicht 1968 – 1970

Unter Vernachlässigung der Tatsche, ob es sich bei der Erkrankung des Haltungs- und Bewegungsapparates (im folgenden gleich ‚Orthopädische Behinderung') um das Grund-, Zweit- oder Drittleiden handelt, wird zunächst der Gesamtanteil ermittelt (Tabelle 6). Abgesehen von der Berufsgruppe C mit 42,12% findet sich in nahezu 50% eine orthopädische Behinderung. Der Vergleich aller Teilnehmer in den 87 Ausbildungsprogrammen zeigt für die orthopädische Behinderung einen Durchschnitt von 47,88%.

Die Altersverteilung dieser 1258 Ausbildungsteilnehmer ergibt 75,12% für die Rehabilitanden zwischen dem 21. und 40. Lebensjahr, 19,39% oberhalb des 41. Lebensjahres, dagegen nur 5,49% für das zweite Lebensjahrzehnt (Tabelle 7 und 8). Bei der Aufstellung für die Einzelprogramme zeigt sich ein hoher Anteil der über 40jährigen bei den

Tabelle 6. Anteil orthopädischer Behinderungen bei 87 Ausbildungsprogrammen der Jahre 1968 – 1970

Berufs-gruppen	Teilnehmer insgesamt	davon mit orthop. Behinderung	%
A	724	366	50,55
B	721	361	50,06
C	800	337	42,12
D	250	128	51,20
E	132	66	50,00
	2627	1258	

Tabelle 7. Altersverteilung von 1258 Rehabilitanden mit einer orthopädischen Behinderung in den Jahren 1968 – 1970

Alter	A	B	C	D	E	A – E
unter 20	13	26	19	8	3	69
21 – 30	166	135	138	66	35	540
31 – 40	120	122	99	43	21	405
41 – 50	65	74	78	10	6	233
über 51	2	4	3	1	1	11
	366	361	337	128	66	1258

Tabelle 8. Prozentuale Altersverteilung bei 1258 Rehabilitanden der Jahre 1968 – 1970

Alter in Jahren	Berufs-gruppen A – E	%	
unter 20	69	5,49	
21 – 30	540	42,93	75,12%
31 – 40	405	32,19	
41 – 50	233	18,52	
über 51	11	0,87	
	1258	100,00	

Tabelle 9. Altersangabe bei 35 weiblichen Rehabilitanden mit einer orthopädischen Behinderung (1968 – 1970)

Alter in Jahren	Teilnehmer A – E
unter 20	7
21 – 30	16
31 – 40	7
41 – 50	5
über 51	–
	35

Tabelle 10. Anteil der alleinigen orthopädischen Behinderung (I) im Vergleich zu der mit zusätzlichen Erkrankungen aus anderen Fachgebieten (II)

Berufsgruppen	Teilnehmer	I	%	II	%
A	366	183	50,00	183	50,00
B	361	188	51,38	173	48,62
C	337	163	45,69	174	54,31
D	128	59	46,09	69	53,91
E	66	23	34,84	43	65,16
	1258	616		642	

Tabelle 11. Vergleich der sichtbar (SB) *orthopädischen* Behinderung zu der nicht-sichtbaren (NSB)

Berufsgruppen	Teilnehmer	SB	%	NSB	%
A	366	208	56,83	158	43,17
B	361	202	55,95	159	44,05
C	337	223	66,17	114	33,83
D	128	61	47,65	67	52,35
E	66	35	53,03	31	46,97
	1258	729		529	

Tabelle 12. Prozentsatz der sichtbaren (SB) und der nichtsichtbaren (NSB) orthopädischen Behinderung, bezogen auf die Ausbildungsteilnehmer der jeweiligen Berufsgruppen

Berufsgruppen	SB	%	NSB	%
A (724)	208	28,80	158	21,75
B (721)	202	28,01	159	22,05
C (800)	223	27,87	114	14,25
D (250)	61	24,44	67	26,76
E (132)	35	26,51	31	23,49
	729	ϕ27,12	529 :	ϕ21,66

Elektronikern, den Bauzeichnern und den Industriekaufleuten.

Die Altersgruppierung der weiblichen Ausbildungsteilnehmer mit orthopädischen Erkrankungen läßt auch hier etwa ⅔ zwischen dem 21. und 40. Lebensjahr (Schwerpunkt 21 bis 30 Jahre) erkennen (Tabelle 9).

Bei der Differenzierung —

„ausschließlich orthopädische Behinderung" (I) oder „orthopädische Behinderung *und* zusätzliche Erkrankungen innerer Organe, des Zentralnervensystems oder anderer Organsysteme sowie deren Kombinationen" (II) beträgt der Anteil — bezogen auf die Gesamtteilnehmer der 87 Ausbildungsprogramme — in Spalte I (616 Teilnehmer) 23,45% und in der Spalte II (642 Teilnehmer) 24,43%. Soweit es die 1258 Rehabilitanden betrifft, ist der Anteil einer alleinigen orthopädischen Behinderung 45,60% (I), der der orthopädischen Behinderung und zusätzlichen Beteiligung anderer Organsysteme 54,40% (II) (Tabelle 10).

Unabhängig von dem Bestehen der orthopädischen Behinderung als Grund-, Zweit- oder Drittleiden findet sich in Tabelle 11 die Zusammenstellung der sichtbar *orthopädischen* Behinderung im Verhältnis zur nicht-sichtbaren. Eine eventuell vorliegende sichtbare Behinderung anderer Ursache (z. B. Lippenzyanose, Ekzeme, Physiognomie, Verbrennungsfolgen o. ä.) ist hier also nicht erfaßt. Die Gesamtzahl der Rehabilitanden mit einer sichtbaren Behinderung liegt bei den Teilnehmern der 87 Ausbildungsprogramme demnach höher, als es allein für die orthopädischen Erkrankungen angegeben ist.

Der Vergleich der sichtbaren zu der nicht-sichtbaren orthopädischen Behinderung ergibt somit 55,92% zu 44,08%; bezogen auf die Gesamtteilnehmerzahl 27,75% zu 20,13%. Den Prozentsatz sichtbarer und nicht-sichtbarer Behinderung — unter Zugrundelegung der Ausbildungsteilnehmer einer *Berufsgruppe* — zeigt Tabelle 12. Bei einem Wert

Tabelle 13. Übersicht der Erkrankungen aus anderen Fachgebieten bei 624 Rehabilitanden

Berufsgruppen	A	B	C	D	E	A–E
Teilnehmer	366	361	337	128	66	1258
Fachdisziplin						
Interne Medizin	144	98	87	43	27	369
Neurologie	44	46	63	18	9	180
Ophthalmologie	15	21	17	7	10	70
Chirurgie	24	16	11	9	4	64
Dermatologie	23	12	10	12	1	58
Psychiatrie	8	16	16	6	1	47
HNO	9	12	5	5	1	32
	237	221	209	100	53	820
davon						
2-Fachgebiete	40	36	29	21	8	134
3-Fachgebiete	7	6	3	5	1	22
						156

von 27,12% (SB) und 21,66% (NSB) findet sich die sichtbare Behinderung hier in über 5% der Fälle häufiger.

Die Beteiligung anderer Fachdisziplinen an Diagnostik und Therapie bei den Rehabilitanden mit einer orthopädischen Behinderung zeigt die Tabelle 13. Mit 369 bzw. 180 stehen die zusätzlichen Erkrankungen des internen und neurologischen Fachgebietes im Vordergrund der fünf weiterhin aufgeführten Disziplinen. Bei insgesamt 642 Rehabilitanden finden sich 820mal zusätzliche Erkrankungen, die das orthopädische Fachgebiet *nicht* berühren. 134mal sind zwei und 22mal drei Fachgebiete betroffen. Das bedeutet bei 178 Rehabilitanden (14,15%) drei und mehr medizinische Fachdisziplinen in der Gesamtdiagnostik und -therapie.

Ein besonders hoher Anteil zusätzlicher Erkrankungen ist in den Gruppen D und E erkennbar. Die Durchsicht der Einzelprogramme ergab darüber hinaus einen deutlichen Anstieg der Mehrfachbehinderung ab 1969, verstärkt im Jahre 1970 in nahezu *allen* Ausbildungsprogrammen!

3.3.1. Darstellung der Extremitäten- und Körperstammbehinderungen

Vor einer Differenzierung einzelner Behinderungsarten war zu klären, in welchem Anteil Extremitäten- und Körperstammbehinderungen vorliegen. Tabelle 14 gibt zunächst die Zusammenstellung der Extremitätenbehinderungen unterteilt in Seitenlokalisation und den Hinweis eines eventuell vorliegenden beiderseitigen Schadens an. Dabei zeigt sich für die oberen Gliedmaßen ein Überwiegen der rechtsseitigen Schädigung, für die unteren nahezu gleiche Werte mit nur geringer Akzentuierung der linken Seite. Die gleichzeitige Behinderung aller vier Extremitäten liegt mit 48 von 122 über den Werten der „Halbseiten-Betroffenheit" (30 bzw. 44)!

Krankhafte Veränderungen der Wirbelsäule sind in Tabelle 15 zusammengestellt, wobei in den Berufsgruppen A, B und E je etwa ⅓, in der Gruppe D sogar fast ½, dagegen in der Gruppe C etwa ¼ der Rehabilitanden betroffen waren. Bei diesen 442 Ausbildungsteilnehmern findet sich in 149 Fällen zusätzlich zu dem Wirbelsäulenschaden auch

Tabelle 14. Übersicht der Extremitätenbehinderungen bei 816 Rehabilitanden (siehe auch zusätzlicher Kombinationsschaden Tabelle 15)

Berufsgruppen	A	B	C	D	E	A–E
Teilnehmer	366	361	337	128	66	1258
Lokalisation						
Obere Extremität						
rechts	24	33	29	12	4	102
links	13	29	21	7	4	74
rechts/links	3	9	6	6	1	25
	40	71	56	25	9	201
Untere Extremität						
rechts	53	43	39	14	4	153
links	75	55	38	8	5	181
rechts/links	40	34	56	11	18	159
	168	132	133	33	27	493
Ob./Unt. Extremität						
rechts	7	5	15	3		30
links	9	15	16	2	2	44
rechts/links	5	10	21	9	3	48
	21	30	52	14	5	122

Tabelle 15. Übersicht der Wirbelsäulenbehinderungen sowie die Kombination mit Extremitätenerkrankungen

Berufsgruppen	A	B	C	D	E	A – E
Teilnehmer	366	361	337	128	66	1258
Wirbelsäule	137	128	90	62	25	442
davon waren –						
WS + obere Extr.		1	6	4	2	13
WS + untere Extr.	12	24	25	18	13	92
WS + ob./unt. Extr.	3	4	26	8	3	44
	15	29	57	30	18	149

eine Behinderung der oberen, der unteren oder der oberen *und* unteren Extremitäten. Deutlich sind die hohen Werte des Kombinationsschadens „Wirbelsäule und untere Extremität". Differenziert nach den Berufsgruppen liegt der Anteil des Kombinationsschadens bei den Gruppen C (57 von 90), D (30 von 62) und E (18 von 25) um bzw. über 50%, bei den Gruppen A (15 von 137) und B (29 von 128) ganz erheblich niedriger.

Vernachlässigt man die Seitenlokalisation und stellt lediglich nach Behinderung der oberen und unteren Extremität bzw. der Kombination obere/untere Extremität zusammen (Tabelle 16), so finden sich für die untere Extremität 39,26% für die obere 15,98% und für die Kombination 9,77%. Das sind insgesamt 65,01% Extremitätenbehinderungen zu 34,99% Wirbelsäulenschäden. Die Kombination „Wirbelsäule und Extremitä-

tenbehinderung" bei 149 Rehabilitanden, bezogen auf die Gesamtzahl von 1258 Ausbildungsteilnehmern, beträgt 11,84%.

Da es für alle beruflichen Tätigkeiten von Interesse ist, welche Körperregionen in ihrer Mobilität eingeschränkt sind, ist auf den nachfolgenden Darstellungen zunächst unabhängig von einer spezifizierten Diagnose der Anteil der Gelenk- und Wirbelsäulenschädigung, des Gliedmaßenverlustes sowie der Lähmungsfolgen aufgeführt. In den einzelnen Abschnitten werden aber gleichzeitig auch besonders markante Krankheitsbilder herausgestellt und die speziellen Probleme für die Phase beruflicher Qualifikation aufgezeigt.

3.3.2. Gelenkerkrankungen

Den Anteil einer Gelenkbehinderung unter Berücksichtigung der Seitenlokalisation zeigt

Tabelle 16. Zusammenfassende Übersicht der Tabellen 14 und 15 mit Angaben der prozentualen Verteilung von Extremitäten- und Wirbelsäulenbehinderungen

Berufsgruppen	A	B	C	D	E	A – E	%
obere Extr.	40	71	62	19	9	201	15,98
untere Extr.	168	132	133	33	27	493	39,26
ob./unt. Extr.	21	30	52	14	5	122	9,77
	229	233	247	66	41	816	65,01
Wirbelsäule	137	128	90	62	25	442	34,99
Teilnehmer	366	361	337	128	66	1258	100,00

Tabelle 17. Gelenkerkrankungen bei 564 Rehabilitanden unter Berücksichtigung der Seitenlokalisation

| Berufsgruppen | A | | B | | C | | D | | E | |
Lokalisation	R	L	R	L	R	L	R	L	R	L
Körperregion										
Handgelenk	15	9	21	14	14	14	9	4	2	4
Ellenbogen	9	13	6	12	14	8	2	2	1	1
Schultergelenk	7	3	8	10	12	5	3	2	3	1
Hüftgelenk	35	31	27	18	30	35	5	6	5	8
Kniegelenk	41	49	37	41	37	44	22	12	8	7
Fußgelenk	27	27	28	36	19	26	7	8	5	6
	266		258		258		82		51	

Tabelle 18. Zusammenfassende Darstellung der Gelenkerkrankungen bei 564 Rehabilitanden

| Berufsgruppen | A – B | | | |
Lokalisation	RE	LI	RE/LI	%
Körperregion				
Handgelenk	61	45	106	11,59
Ellenbogen	32	36	68	7,44
Schultergelenk	33	21	54	5,91
Hüftgelenk	102	98	200	21,85
Kniegelenk	145	153	298	32,56
Fußgelenk	86	103	189	20,65
	459	456	915	100,00

Tabelle 17. Bei großer Konstanz der Werte in den einzelnen Berufsgruppen ist das Überwiegen der Gelenkerkrankungen im Bereich der unteren Extremitäten mit 687 zu 228 der oberen Gliedmaßen offensichtlich. Der Häufigkeit nach steht die Kniegelenksbeteiligung an erster Stelle, gefolgt von der des Hüft-, Fuß- und Handgelenks (Tabelle 18). Die Erkrankung eines oder mehrerer Gelenke zeigt Tabelle 19, wobei die Behinderung *eines* Gelenkes 312mal, die von zwei und mehr Gelenken 252mal ausgewiesen ist.

Unterteilt man die Ursachen dieser Gelenkerkrankungen zunächst in degenerative, entzündliche und posttraumatische (Tabelle 20), so zeigt sich ein hoher Anteil posttraumatischer Gelenkerkrankungen mit 57,60%. Bei leichtem Ansteigen der Werte von 1968 – 1970 für die degenerativen und posttraumatischen Gelenkveränderungen ist der Anteil entzündlicher Gelenkaffektionen nahezu konstant. Von den 109 entzündlichen Gelenkerkrankungen finden sich in den drei Jahren 15 Gelenk-Tuberkulosen. Auch hier ist im Beobachtungszeitraum eine relative Konstanz nachzuweisen. Die Beteiligung der

Tabelle 19. Anzahl der betroffenen Gelenke bei 564 Rehabilitanden

Berufsgruppen	A	B	C	D	E	Gelenke insges.	Anzahl Rehab.
Anzahl Gelenke							
1	107	100	71	24	10	312	312
2	55	55	52	18	10	380	190
3	9	6	8	2	9	102	34
4	4	6	10	1	1	88	22
5		1	1		1	15	3
6			2	1		18	3
						915	564

Tabelle 20. Ursachen der Gelenkerkrankungen unter besonderer Berücksichtigung des Hüftgelenks (+); s. Text

Ursachen der Gelenkerkrankung	1968	1969	1970	1968–70	%
a degenerativ	76	93	110	279	30,49
b entzündlich	27	40	32	109	11,91
c posttraumatisch	143	163	221	527	57,60
	246	296	363	915	100,00
davon waren Gelenk-Tbc	4	7	4	15	
Beteiligung der Röhrenknochen von –c– (+)	39	40	31	110	

davon Hüftgelenksbeteiligung

	1968	1969	1970	1968–70	%
d degenerativ	25	31	26	82	29,39
e entzündlich	8	5	7	20	18,35
f posttraumatisch	22	36	40	98	18,61
	55	72	73	200	
davon waren Hüftgelenks-Tbc	4	5	3	12	

langen Röhrenknochen im Rahmen posttraumatischer Gelenkerkrankungen findet sich 110mal, mit einer gleichfalls über Jahre relativen Konstanz. Die Differenzierung der Werte „Beteiligung der Röhrenknochen" in Tabelle 20 ergibt:

	1968	1969	1970
Osteomyelitiden	7	9	8
Achsenfehlstellungen	10	11	7
Pseudarthrosen	2	5	4
Frakturen ohne nachfolgende Komplikationen	20	15	12

Die besondere Situation des Hüftgelenkes als zentrales Gelenk im Rahmen der Gliederkette zwischen Körperstamm und unteren Extremitäten war Anlaß zu einer Differenzierung in gleicher Weise, wie es für die Gelenke allgemein durchgeführt worden war.

Dabei fällt auf, daß der Anteil degenerativer Hüftgelenksveränderungen mit 29,39% (errechnet aus 82 von 279 Gelenken) um mehr als 10% über dem der entzündlichen und posttraumatischen liegt.

Bei leichtem Ansteigen der posttraumatischen Gelenkdeformierungen ist in den übrigen Spalten eine relative Konstanz nachzuweisen. Dies gilt in gleichem Maße für die Tuberkulose des Hüftgelenks, wobei der Anteil mit 12 von insgesamt 20 entzündlichen Hüftgelenkserkrankungen erheblich ist.

In der Gruppe der unspezifisch entzündlichen Gelenkerkrankungen finden sich 23 Rehabilitanden mit einer progredient-chronischen Polyarthritis, wobei hier der Hauptanteil in den Berufsgruppen B, C und D ausgebildet wurde (Tabelle 21). Gemessen an der großen Zahl der Polyarthritiker in der Bundesrepublik ist der Anteil im Rehabilitationsgut des Berufsförderungswerkes Heidelberg von 1,82% der Ausbildungsteilnehmer mit einer orthopädischen Behinderung und von 0,87% innerhalb der 87 Ausbildungspro-

Tabelle 21. Verteilung von 23 Rehabilitanden mit einer progredient-chronischen Polyarthritis in den verschiedenen Ausbildungsprogrammen

Berufs-gruppen	Gesamt-teil-nehmer	Programm	Poly-arthritiker
A	366	EL	1
		EM	
		FK	1
		M	2
B	361	ET	1
		MT	
		BT	1
		TK	
		BZ	2
C	337	IK	8
		BP	2
		BK	
D	128	DV	4
E	66	BI	1
		MI	
		BW	

gramme (= 2627 Rehabilitanden) in den Jahren 1968 bis 1970 als verschwindend gering anzusehen.

In Zukunft wird man aber auch — in Sonderheit durch Neuerungen in der Ausbildungstechnologie — diesem Personenkreis die Möglichkeiten einer beruflichen Qualifikation erschließen müssen. Voraussetzung wird in jedem Fall die enge Zusammenarbeit aller an der Rehabilitation beteiligten Fachdienste sein, bei gleichzeitiger Bereitstellung umfassender, ärztlicher Betreuung auch während der Phase beruflicher Rehabilitation. Gerade bei diesem Krankheitsbild mit einer oftmals schweren Mobilitätseinschränkung wird die Wichtigkeit der ständigen ärztlichen Präsenz — und hier besonders der Orthopädie — offenkundig.

3.3.3. Wirbelsäulenerkrankungen

Die Wirbelsäulenerkrankungen — mit einem Anteil von etwa einem Drittel der orthopädischen Krankheitsbilder — wurden in gleicher Weise nach degenerativen, entzündlichen und posttraumatischen Ursachen aufgeschlüsselt (Tabelle 22). In der Übersicht ist der Anteil teilfixierter bzw. fixierter Fehlhaltungen bei degenerativen, entzündlichen und posttraumatischen Veränderungen sowie die Zahl der durchgeführten Laminektomien bei degenerativen Prozessen angegeben.

Die Tabelle zeigt das Überwiegen degenerativer Prozesse allgemein sowie die nicht unerhebliche Zahl entzündlicher und posttraumatischer Erkrankungen der Berufsgruppe D. Bei 336 degenerativen Wirbelsäulenprozessen wurde insgesamt 56mal eine Laminektomie durchgeführt. Interessanterweise ist im Beobachtungszeitraum kein Rehabilitand mit einer Hemilaminektomie registriert worden. Das mag damit zusammenhängen, daß nach einer Hemilaminektomie die Fortsetzung des erlernten (oftmals kör-

Tabelle 22. Ursachen der Wirbelsäulenerkrankungen unter Berücksichtigung der Fehlhaltungen und Laminektomien

Berufsgruppen	A	B	C	D	E	A – E
Teilnehmer	366	361	337	128	66	1258
Ursachen						
a degenerativ	108	106	66	39	17	336
b entzündlich	14	13	17	13	3	60
c posttraumatisch	15	9	7	10	5	46
	137	128	90	62	25	442
fixierte Fehlhaltungen	98	87	60	35	30	300
Zustand nach Laminektomie von –a–	18	13	18	4	3	56

perlich belastenden) Berufes eher möglich ist, als im Falle der Laminektomie.

Aus besonderer Veranlassung wurden verschiedene Krankheitsbilder herausgestellt. Unter den degenerativen Prozessen war es der Morbus Scheuermann und die Folgen angeborener Fehlbildungen des Achsenorganes. Bei den entzündlichen Erkrankungen spezifischer Ursache war es die Tuberkulose, bei den nicht-spezifischen der Morbus Bechterew. Als letzte Gruppe war der Anteil der Wirbelkörpertumoren festzustellen.

Die Übersicht (Tabelle 23) zeigt bei 86 Rehabilitanden einen Morbus Scheuermann, lichen Neuorientierung bemüht, dem Vorberuf verwandte oder sehr nahestehende Berufssparten zu empfehlen. Da die Mehrzahl dieser Rehabilitanden in handwerklichen Berufen beschäftigt gewesen war, bedeutete das, daß ein großer Teil die Ausbildung in den sogenannten metallverarbeitenden Berufen begann. Trotz der von der Ausbildung und vom Berufsziel her körperlich leichteren Tätigkeiten traten nach relativ kurzer Ausbildungszeit in einem hohen Prozentsatz gleichartige Wirbelsäulenbeschwerden auf. Intensive Therapie und technische Arbeitsplatzhilfen aller Art waren nur in sehr bescheidenem Umfang in der Lage, die geklag-

Tabelle 23. Zusammenstellung verschiedener Wirbelsäulenerkrankungen der Jahre 1968 – 1970

Diagnose	1968	1969	1970	1968 – 1970	%
M. Scheuermann	18	40	28	86	19,45
angeborene Fehlbildungen	8	27	14	49	11,08
Tuberkulose	4	11	7	22	4,97
M. Bechterew	15	15	8	38	8,59
Tumoren	1	1		2	0,45

das sind 19,45% der Wirbelsäulenerkrankungen, 49mal angeborene Fehlbildungen des Achsenorganes (Blockwirbel, Wirbelkörperasymmetrien, Übergangswirbel, Spondylolisthesen u. a.), entsprechend 11,08%. Die Tuberkulose war mit 4,97% und der Morbus Bechterew mit 8,59% vertreten; nur in 0,45% handelte es sich um Wirbelkörpertumoren. Die deutlich höheren Zahlen im Jahre 1969 hängen auch hier mit der Erweiterung der Internate zusammen.

3.3.3.1. Morbus Scheuermann

Die besondere Problematik der Wirbelsäulen-Beschwerden jugendlicher Patienten und in Sonderheit die anscheinend uneinheitliche Deklaration des „Morbus Scheuermann" spiegelt sich im Rehabilitationsgut der Jahre 1968 bis 1970 deutlich wider, und zwar zunächst im Hinblick auf die auswärts durchgeführte Diagnostik. Auf der anderen Seite war man offensichtlich bei der beruf-

ten Beschwerden zu koupieren. Dieser seit langem beobachtete Umstand war Anlaß zu einer Kontrolluntersuchung des klinischfunktionellen wie röntgenologischen Befundes, unter Berücksichtigung beruflicher und sozialer Gegebenheiten.

Von insgesamt 86 Ausbildungsteilnehmern konnten 63 Rehabilitanden der Jahre 1968 bis 1970, bei denen als Grundleiden die Diagnose „Morbus Scheuermann" gestellt worden war, einer gezielten, umfassenden Diagnostik unterzogen werden.

Die Gesamtzahl der 86 Rehabilitanden und die Verteilung in den entsprechenden Ausbildungsprogrammen findet sich in Tabelle 24. Daneben zeigt die Übersicht die Rehabilitanden, bei denen es sich mit Sicherheit um einen Morbus Scheuermann und auf der anderen Seite in keinem Fall um Veränderungen im Sinne der Definition gehandelt hat. So ergibt sich bei 63 Nachuntersuchungen klinisch und röntgenologisch in 29 Fäl-

Tabelle 24. Verteilung der als „Morbus Scheuermann" ausgewiesenen Rehabilitanden in den einzelnen Berufsgruppen und Ausbildungsprogrammen (BG/APR), unter Berücksichtigung der revidierten Diagnose

BG/APR		Gesamt-teilnehmer	Morbus SCHEUER-MANN	k e i n M. SCHEUER-MANN	ges.
A	EL	11	5	3	8
	EM	3		1	1
	FK	9	4	5	9
	M	3		1	1
B	ET	3	1	2	3
	MT	4	2	2	4
	BT	7	4	2	6
	TK	6	2	4	6
	BZ	6	3	3	6
C	IK	14	6	5	11
	BP	5	2	2	4
	BK				
D	DV	9		2	2
E	BI	3	.	2	2
	MI				
	BW	3			
		86	29	34	63

len ein gesicherter Morbus Scheuermann, in 34 dagegen ein negativer Befund. Die auswärtige Empfehlung für eine berufliche Neuorientierung zeigt für die 86 Rehabilitanden einen hohen Anteil in den Berufsgruppen A und B mit insgesamt 52 Teilnehmern im Vergleich zu den Gruppen C, D und E mit 34 Rehabilitanden.

Eine entsprechende Gruppierung findet sich gleichfalls bei den 63 Kontroll-Untersuchungen (21 : 8; 23 : 11).

Neben dem Schweregrad des klinisch-funktionellen und röntgenologischen Befundes ist in der folgenden Zusammenstellung (Tabelle 25) gleichzeitig auch der Manifestationsort aufgeführt. Es findet sich in 22 Fällen ein deutlicher bzw. ausgeprägter Befund, siebenmal ein massiver. Hauptlokalisation ist der Brustbereich, gefolgt von der der Lendenwirbelsäule. Nur in einem Fall war die Beteiligung von Brust- *und* Lendenabschnitt nachzuweisen.

Die Frage nach dem Alter bei Beginn der ersten Wirbelsäulenbeschwerden gibt insofern interessante und für den Morbus Scheuermann charakteristische Angaben, als der Zeitraum für den gesicherten Morbus Scheuermann zwischen dem 14. und 19. Lebensjahr, mit Schwerpunkt im 16. Lebensjahr, liegt. Die 34 Rehabilitanden ohne Anhalt für das Vorliegen eines Morbus Scheuermann

Tabelle 25. Schweregrad des klinisch-funktionellen und röntgenologischen Befundes bei 29 Rehabilitanden mit einem Morbus Scheuermann

Lokalisation	Klin.-funkt. und röntgenol. Befund			
	massiv	aus-geprägt	deutlich	ges.
BWS	5	6	8	19
LWS	1	3	5	9
BWS/LWS	1			1
	7	9	13	29

Tabelle 26. Beginn der ersten Beschwerden (63 Rehabilitanden – revidierte Diagnose)

Alter in Jahren	Morbus Scheuer-mann	k e i n M. Scheuer-mann	Reha-bilitanden insgesamt
14	3		3
15	3	1	4
16	12		12
17	6	2	8
18	3	5	8
19	2	2	4
20		2	2
21		1	1
22		7	7
23		5	5
24		3	3
25 u. mehr		6	6
	29	34	63

geben den Beginn der Schmerzen in der überwiegenden Mehrzahl oberhalb des 20. Lebensjahres an (Tabelle 26).

In gleicher Weise dokumentiert sich die Altersangabe bei Ausbildungsbeginn (Tabelle 27). Somit wurde in 21 von 29 Fällen bei einem gesicherten Morbus Scheuermann die berufliche Neuorientierung bis zum 30. Lebensjahr vollzogen und lediglich in 8 Fällen durch Beschwerdezunahme eine Umschulung zwischen dem 31. und 40. Lebensjahr erforderlich. Auf der anderen Seite liegt der Schwerpunkt des Ausbildungsbeginns bei den Rehabilitanden mit Wirbelsäulenbeschwerden *anderer* Ursache jenseits des 31. Lebensjahres und ein kleinerer Teil sogar im 5. Lebensjahrzehnt.

Tabelle 27. Alter bei Ausbildungsbeginn (63 Rehabilitanden – revidierte Diagnose)

Alter in Jahren	Morbus Scheuer-mann	k e i n M. Scheuer-mann	Reha-bilitanden insgesamt
unt. 20	2		2
21 – 30	19	12	31
31 – 40	8	18	26
üb. 41		4	4
	29	34	63

Insgesamt gesehen ergibt sich, daß über 50% der als „Morbus Scheuermann" deklarierten Diagnosen nicht der exakten Definition dieses Krankheitsbildes entsprachen. Scheinbar waren bei den Voruntersuchern nur einzelne (1., 2.), oftmals nicht stichhaltige (3.) Kriterien bei der Fixierung der Diagnose herangezogen worden:

1. Rundrücken mit klinisch-funktioneller Bewegungseinschränkung
2. Beginn der Erkrankung im zweiten Lebensjahrzehnt
3. Röntgenbefund:
a – Unruhe der Wirbelkörper-Deck- und Bodenplatten
b – Randwulstbildungen
c – Reste der Chorda dorsalis.

Abgesehen von diesen Faktoren zeigte sich bei den Nachuntersuchungen aber, daß das Problem der Wirbelsäulenbeschwerden in keiner Weise befriedigend gelöst war, da die Projektion der Schmerzen auf das Achsenorgan als Verdrängung verschiedener Probleme im sozialen und beruflichen Bereich angesehen werden mußte. Auffallend häufig wurde dieser Aspekt gerade bei relativ jugendlichen Rehabilitanden beobachtet.

Von den 63 Rehabilitanden waren 52 vor der Ausbildung in einem handwerklichen Beruf mit schwerer körperlicher Tätigkeit beschäftigt, 11 in manuell leichteren Berufssparten. Neben dem Versuch, artverwandte Berufsbilder im Rahmen der beruflichen Neuorientierung zu ermitteln, ist der Anteil der Rehabilitanden, die in Berufsgruppen „Techniker und Teilkonstrukteure" wie in „Berufe der Datenverarbeitung" sind, hoch, wobei hier in nicht unerheblichem Umfang die Ausbildung in diesen Berufsgruppen erst nach Umsetzung im Berufsförderungswerk erfolgte. Diese Umsetzungen wurden aufgrund der im ärztlichen Bereich durchgeführten Zusatzdiagnostik in die Wege geleitet, nachdem alle Fachdienste des Hauses eingeschaltet worden waren.

Damit wird das Potential möglicher Qualifikation aufgezeigt, das bei sehr vielen dieser

Rehabilitanden zu beobachten ist. Es wird an dieser Untersuchung offensichtlich, daß — für den Rehabilitanden oftmals sicher unbewußt — eine für seine Qualifikation unterbewertete Tätigkeit ausgeführt werden mußte, die nun mit der neuen Ausbildung und mit den sich daraus ergebenden beruflichen Chancen eine deutliche Aufwertung erfahren hat. Diese Vermutung wird u. a. auch dadurch gestützt, daß ein Teil dieser Rehabilitanden während der Ausbildung im Berufsförderungswerk — soweit es die metallverarbeitenden Sparten betrifft — nach erneuter Arbeitserprobung und Berufsfindung und einer anschließenden Umsetzung in das andere Ausbildungsprogramm besonders gut motiviert waren. Dementsprechend sank die Notwendigkeit ärztlicher Zuwendungen in ganz erheblichem Maße, die Gesamtausbildung konnte wesentlich komplikationsloser und mit einem Mindestmaß an Hilfen zuständiger Fachdienste beendet werden.

3.3.3.2. Morbus Bechterew

Die Rehabilitanden mit einem Morbus Bechterew geben nicht so sehr wegen der Diagnostik, sondern mehr durch die Auswirkung der Behinderung und den oftmals schubweisen Verlauf dieser Erkrankung Anlaß zu intensiver und umfassender Hilfe durch verschiedene Fachdienste.

Die im Durchschnitt jugendlichen Patienten werden durch die Progredienz ihres Leidens nicht nur an einem konsequenten Arbeitstempo gehindert, sondern geben insofern immer wieder auch Probleme auf, die mit der persönlichen Bewältigung der Behinderung und ihren offensichtlichen Folgen zusammenhängen. Es ist daher Aufgabe aller Fachdienste, bereits zu Beginn einer Berufs-

empfehlung die mögliche Progredienz des Leidens und somit die immer wieder neuen Krisensituationen zu bedenken und neben der beruflichen Neuorientierung die unumgängliche Notwendigkeit einer gezielten Therapie während einer qualifizierten Ausbildung einzubeziehen. Sind diese Voraussetzungen nicht gegeben, bedeutet es für den Rehabilitanden eine oftmals erhebliche Verzögerung der Ausbildung und das damit verbundene Hinausschieben des Beginns einer neuen beruflichen Tätigkeit. Das bei einem Bechterew-Kranken in den meisten Fällen regelmäßig durchgeführte Heilverfahren im Vorfeld beruflicher Rehabilitation sollte auch — soweit es möglich ist — während einer Berufsausbildung nicht für einen größeren Zeitraum ausgesetzt werden. Das Heilverfahren, von dem sich der Rehabilitand sehr viel verspricht, gehört gleichsam auch zum Rhythmus des Lebensablaufes dieser Kranken, wobei hier die Steuerung des Motivationsfaktors nicht unterschätzt werden sollte. Nach den Erfahrungen während einer Ausbildung sind diese Maßnahmen durchaus in der Lage, zumindest einen Teil der unumgänglichen Streß-Situationen aufzufangen.

Die 38 Ausbildungsteilnehmer mit einem Morbus Bechterew in den Jahren 1968 bis 1970 zeigt Tabelle 28, wobei zunächst die Verteilung in den einzelnen Programmen zusammengestellt ist. Es ergibt sich eine Konzentration in den Berufsgruppen B, C und D; 6 Rehabilitanden der Gruppe A werden aufgrund des relativ günstigen klinisch-funktionellen und röntgenologischen Befundes in den entsprechenden Ausbildungsprogrammen belassen, zumal die Eignungsprüfung gerade diese Berufssparten als ausreichende Basis für eine berufliche Qualifikation ermit-

Tabelle 28. Verteilung der 38 Rehabilitanden mit einem Morbus Bechterew in den einzelnen Ausbildungsprogrammen der Jahre 1968 – 1970

A				B					C			D	E		
EL	EM	FK	M	ET	MT	BT	TK	BZ	IK	BP	BK	DV	BI	MI	BW
2		2	4	1		1	1	5	10	3		8		1	

telt hat. Abgesehen von EL erscheinen im übrigen die Berufe EM, FK und M für den Rehabilitanden mit einem Morbus Bechterew nicht geeignet.

Anders als zum Beispiel beim Morbus Scheuermann war von seiten der Diagnostik in *keinem* Fall eine abweichende Deklarierung des Krankheitsbildes gegeben. Auch die uns zur Verfügung stehenden Behandlungsmöglichkeiten wurden seit Erkennung des krankhaften Prozesses in jeder Weise genutzt. Den jeweils vorliegenden Schweregrad, ermittelt durch klinisch-funktionellen und röntgenologischen Befund, zeigt Tabelle 29, wobei es sich ausschließlich um schon fortgeschrittene Stadien handelt.

Das Alter dieser Rehabilitanden bei Ausbildungsbeginn weist einen gleich hohen Anteil zwischen dem 21. und 30. Lebensjahr wie zwischen dem 31. und 40. Lebensjahr aus. Lediglich 6 Rehabilitanden waren älter als 41 Jahre (Tabelle 30).
Während der Beschwerdebeginn relativ exakt angegeben wird, das Alter, Schmerz-

Tabelle 29. Klinisch-funktioneller und röntgenologischer Schweregrad bei 38 Rehabilitanden mit einem Morbus Bechterew

Klin.-röntg. Ausprägung	Zahl der Rehabilitanden
massiv	14
ausgeprägt	14
deutlich	10
	38

Tabelle 30. Altersverteilung bei Ausbildungsbeginn

Alter in Jahren	Zahl der Rehabilitanden
21 – 30	19
31 – 40	13
41 – 50	6
	38

charakter und Lokalisation eigentlich eine frühzeitige Fixation der Diagnose hätten vermuten lassen, beträgt der Zeitraum bis zur endgültigen Krankheitsdeklaration im Durchschnitt 31 Monate.
Trotz der Notwendigkeit fortlaufender und intensiver Hilfe verschiedener Fachdienste ist die Motivation dieser Rehabilitanden *auffallend* positiv. Nicht selten muß neben dem Orthopäden, Internisten und Rheumatologen auch der Psychiater und Sozialtherapeut in die Gesamtbemühungen einbezogen werden. Nur mit dem Angebot dieser Fachdienste sind Krisensituationen sinnvoll abzufangen. Die Erfahrungen mit diesem Krankheitsbild haben darüber hinaus aber auch zusätzliche Konsequenzen, und zwar für die Unterrichtsabwicklung. Die Gesamtausbildung wurde wesentlich aufgelockert, um genügend Raum für zusätzliche Behandlungseinheiten zu schaffen. Zugleich ist die Unterrichtszeit derart bemessen, daß in abgewogener Weise notwendige Pausenzeiten mit entsprechenden Erholungsphasen wechseln. Das Moment einer eventuellen Überforderung kann somit weitgehend ausgeschaltet werden. Trotzdem muß immer wieder darauf hingewiesen werden, daß gerade bei diesem Personenkreis Streß-Situationen auftreten, die *rechtzeitig* erkannt und abgebaut werden müssen.

3.3.4. Amputationen

Im folgenden wird die Zahl der Rehabilitanden beleuchtet, bei denen Gliedmaßen-Amputationen vorlagen. Es handelt sich dabei um 159 von 1258 Ausbildungsteilnehmern, entsprechend 12,64%. Tabelle 31 zeigt die Verteilung innerhalb der Berufsgruppen mit einer Konzentration bei B, C und D soweit es die oberen Extremitäten betrifft, für A, B und C bei Amputationen der unteren Gliedmaßen.
Während im Bereich der oberen Extremitäten Fingeramputationen an erster Stelle stehen, gefolgt von denen der Hand und des Oberarmes, ist im Bereich der unteren Gliedmaßen ein hoher Prozentsatz Unterschenkelamputationen, gefolgt von Ober-

Tabelle 31. Amputationen der oberen und unteren Extremitäten, unter Berücksichtigung der Seitenlokalisation

Berufsgruppen Seitenlokalisation	A R	A L	B R	B L	C R	C L	D R	D L	E R	E L	A – E R	A – E L	RL
Körperregion													
Finger	1		8	7	4	4	3	1	2	1	18	13	31
Hand				3	4	4				1	4	8	12
Unterarm		1	2	3				2			2	6	8
Oberarm	1		2		4	2	1	1			8	3	11
Exartikulation			1								1		1
	2	1	13	13	12	10	4	4	2	2	33	30	63
Zehen				1	1		1	1	1		3	2	5
Fuß		2	1	1	1	2					2	5	7
Unterschenkel	9	8	5	6	6	7		2			20	23	43
Oberschenkel	5	9	3	10	5	2		1		3	13	25	38
Exartikulation				1	2						2	1	3
	14	19	9	19	15	11	1	4	1	3	40	56	96

schenkelamputationen, erkennbar. Zehen- und Fußamputationen sowie Exartikulationen im Hüftgelenk weisen dagegen einen erheblich niedrigeren Anteil aus. Tabelle 32 stellt die Zusammenfassung dar, wobei 63 Amputationen der oberen Gliedmaßen 96 der unteren gegenüberstehen. Das bedeutet für die obere Extremität 39,62% und für die untere 60,38%.

*Doppel*amputationen im Bereich der oberen Extremitäten finden sich insgesamt vier, dreimal der Finger beider Hände (Verlust mehr als 6 Finger!), einmal der Hände (Absetzung im Handgelenk). Im Bereich der unteren Gliedmaßen ist es je einmal eine doppelseitige Fußamputation, eine Unterschenkelamputation beiderseits und eine Amputation des linken Fußes und des rechten Unterschenkels. Darüber hinaus besteht bei einer Ausbildungsteilnehmerin eine rechtsseitige Phokomelie und eine linksseitige Ektomelie.

Die Amputationsursache im Bereich der oberen und unteren Extremitäten war in 83,02% posttraumatisch, in 16,98% eine Durchblutungsstörung (Tabelle 33).

Von den 132 posttraumatisch durchgeführten Amputationen fanden sich 29 Privatun-

Tabelle 32. Zusammenfassende Darstellung der Gliedmaßen-Amputationen bei 159 Rehabilitanden der Jahre 1968 – 1970

%	R – OBEN – L	R – UNTEN – L	%
	33 30	40 56	
39,62	63	96	60,38
		159	

fälle, unter ihnen 19 Verkehrsunfälle und 10 häusliche Unfälle. Bei 71 berufsgenossenschaftlichen Unfällen waren 27 Wegeunfälle, 44 ereigneten sich am Arbeitsplatz. Die restlichen 32 Amputationen betrafen Folgen des Wehrdienstes, vier davon im Dienst der Bundeswehr.

Von den 27 Durchblutungsstörungen mit nachfolgender Amputation waren vier wegen Erfrierungen während des Wehrdienstes, acht mit primären Gefäßerkrankungen, dreizehn Amputationen infolge einer diabetischen Gangrän und zwei Rehabilitanden mit Amputationen wahrscheinlich aufgrund primärer Gefäßerkrankungen.

Tabelle 33. Ursachen der Gliedmaßenamputationen bei 159 Rehabilitanden der Jahre 1968 – 1970

Ursache der Amputation	1968	1969	1970	1968 – 1970	%
posttraumatisch	37	51	44	132	83,02
Durchblutungs-störungen	7	12	8	27	16,98
	44	63	52	159	100,00

3.3.5. Lähmungen

Die berufliche Neuorientierung ist bei nahezu allen Extremitätenlähmungen unumgänglich. Dabei spielt die Restleistung für die Möglichkeiten beruflicher Qualifikation eine besondere Rolle. Wenn man den notwendigen Umfang der Mobilität insgesamt betrachtet, stellt der erhaltene Bewegungsraum im Bereich der oberen Extremitäten für die berufliche Qualifikation eine ganz wesentliche Voraussetzung dar. Insofern erschließen sich selbst für den an den Rollstuhl gebundenen Rehabilitanden — soweit die oberen Gliedmaßen einsatzfähig sind — oftmals größere Möglichkeiten wie z. B. für einen Hemiplegiker. Auf der anderen Seite sind es aber nicht ausschließlich berufliche Belange, sondern in gleicher Weise die Bedürfnisse des häuslichen Aktionsraumes, der für die

Integration in umfassendem Sinne von gleicher Wichtigkeit ist, so daß das Gelingen der Eingliederung in entscheidendem Maße von der Klärung dieser Gegebenheiten und der Zusammenarbeit aller Fachdienste abhängt.

Es besteht kein Zweifel darüber, daß die moderne Ausbildungstechnologie neue Möglichkeiten für den Para- und Tetraplegiker erschlossen hat und die isolierte Betrachtung beruflicher Qualifikation als nicht zeitgemäß angesehen werden muß, wenn die übrigen Lebensbereiche des Behinderten vollständig oder doch teilweise außer acht gelassen werden.

Im Rehabilitationsgut der Jahre 1968 bis 1970 hatten 144 von 1258 Ausbildungsteilnehmern mit einer orthopädischen Behinderung Lähmungen, entsprechend 11,44%. Tabelle 34 zeigt in der Übersicht den Anteil der

Tabelle 34. Anteil der Extremitätenlähmungen im Vergleich zu Rückenmarkläsionen (1968 – 1970)

RECHTS		LINKS		HEMI		QUERSCHNITT		
O-EXTR.	U-EXTR.	O-EXTR.	U-EXTR.	RE	LI	HWS	BWS	LWS
24	15	22	25	15	7	7	17	12
	39		47		22		36	
		86			22		36	
			108				36	
				144				

Tabelle 35. Ursachen der Lähmungen insgesamt und gesonderte Aufstellung von drei speziellen Lähmungsformen (1968 – 1970)

Ursache der Lähmung	1968	1969	1970	1968 – 1970
degenerativ	7	7	7	21
entzündlich	6	11	13	30
posttraumatisch	28	29	35	92
	42	47	55	144
davon waren				
PROGR. MUSKELDYS.	1	3	5	9
MULTIPLE SKLEROSE	6	4	2	12
PLEXUSLÄHMUNGEN	11	15	10	36

Lähmungen nach Seitenlokalisation im Bereich der oberen und unteren Extremitäten sowie den Anteil der Hemiplegien und der Querschnittlähmungen mit entsprechender Höhenlokalisation. Es findet sich hier ein leichtes Überwiegen der linksseitigen Lähmungen, der Anteil Hemiplegien vermehrt auf der rechten Seite und eine Akzentuierung der Querschnittlähmungen durch Läsion in Höhe der BWS, gefolgt von der der LWS und der HWS.

Tabelle 35 weist die Ursachen der Lähmungen aus, wobei die Übersicht zwischen degenerativ, entzündlich und posttraumatisch unterscheidet, der Anteil posttraumatischer Ursachen hoch ist und in den Jahren 1968 – 1970 eine steigende Tendenz zeigt.

Aus der Gruppe von 144 Lähmungen sind in der gleichen Tabelle drei spezielle Krankheitsbilder herausgestellt, die — medizinisch und beruflich — einige Besonderheiten bieten. Im Falle der progressiven Muskeldystrophie sind die Grenzen medizinischer Behandlungsmöglichkeit bekannt, wobei die Planung der beruflichen Neuorientierung nicht nur von der augenblicklichen Leistung auszugehen hat, sondern darüber hinaus auch die weitere Einschränkung der Mobilität und die damit verbundene im neuen Beruf zu erwartende Minderbelastbarkeit zu bedenken hat! In gleicher Weise gilt dies für die multiple Sklerose.

Die fortlaufende Betreuung und Anpassung an neue Gegebenheiten ist hier im Vorfeld beruflicher Rehabilitation, während einer Ausbildung und in der Nachsorge in besonderem Maße notwendig.

3.3.5.1. Armplexuslähmungen

Dagegen liegt der Schwerpunkt einer umfassenden Planung bei der Plexuslähmung offensichtlich im Vorfeld beruflicher Rehabilitation, d. h. auf dem medizinischen Sektor. Im Hinblick auf die besonderen Probleme, wie sie sich im Rahmen der Ausbildung im Berufsförderungswerk ergaben, wurde die Gruppe der Plexuslähmungen nach verschiedenen Gesichtspunkten untersucht. Von insgesamt 36 Rehabilitanden der Jahre 1968 bis 1970 konnten 28 zu einer Nachuntersuchung herangezogen werden. Die Ergebnisse finden sich in den Tabellen 36 – 47.

Tabelle 36 zeigt die Gesamtzahl der Rehabilitanden mit einer Plexuslähmung in den verschiedenen Ausbildungsprogrammen, wobei die Konzentration der Teilnahme in den Berufsgruppen B und C offensichtlich ist. Diese Akzentuierung findet sich gleichfalls bei den 28 Nachuntersuchungen.

Das Alter bei Ausbildungsbeginn zeigt, daß ¾ dieser Rehabilitanden zwischen dem 21. und 30. Lebensjahr standen. ¼ war jünger als 20 Jahre, keiner älter als 31 Jahre (Tabelle 37).

Tabelle 36. Verteilung der 36 Rehabilitanden mit einer Armplexuslähmung unter Berücksichtigung der 28 Kontrolluntersuchungen (1968 – 1970) *

| A | | | | B | | | | | C | | | D | E | | | A – E |
EL	EM	FK	M	ET	MT	BT	TK	BZ	IK	BP	BK	DV	BI	MI	BW	
4				1	1	4	3	1	13	3	2	3			1	36
2						1	3	1	12	3	2	3			1	28 *

Tabelle 37. Alter bei Ausbildungsbeginn

Alter in Jahren	Zahl der Rehabilitanden
unter 20	7
21 – 30	21
31 – 40	–

Tabelle 38. Berufliche Situation *vor* Ausbildungsbeginn

Berufliche Situation	Zahl der Rehabilitanden
Arbeiter	25
Angestellter	2
Beamter	1

Tabelle 39. Anlaß zur Behinderung

Ursache der Schädigung	Zahl der Rehabilitanden
Motorradunfall	20
Pkw-Unfall	6
sonstiger Unfall	2

Tabelle 40. Zeitpunkt der Erstuntersuchung bzw. -behandlung der Plexusschädigung

Erstuntersuchung bzw. Erstbehandlung	Zahl der Rehabilitanden
am Unfalltag	15
nach 1 – 2 Wochen	13

Im Hinblick auf die *Anamnese* (Tabelle 38 – 41) zeigt sich, unter Berücksichtigung der beruflichen Situation vor Ausbildungsbeginn, daß 25 als Arbeiter, zwei im Angestellten- und ein Rehabilitand im Beamtenverhältnis beschäftigt gewesen waren (Tabelle 38).

Weibliche Ausbildungsteilnehmer waren bei dieser Gruppe nicht vertreten, was insofern zu erwarten war, als der Hauptschädigungsmodus als durchaus nicht für weibliche Personen charakteristisch anzusehen ist (Tabelle 39).

Der Anlaß zur vorliegenden Behinderung war in der überwiegenden Mehrzahl ein Motorradunfall, in sechs Fällen ein Kraftfahrzeugunfall und zweimal anderweitige Gründe (Tabelle 39).

Der in zahlreichen Fällen sehr ungünstige Ausgangsstatus bei den Plexuslähmungen zu Beginn der Ausbildung war Grund, nach dem Zeitpunkt der Erstuntersuchung bzw. Erstbehandlung zu fragen. Das Ergebnis ist insofern interessant, als nahezu 50% dieser Lähmungen erst nach ein bis zwei Wochen einer mehr oder weniger intensiven Therapie unterzogen wurden (Tabelle 40).

Die Ursachen für dieses Mißverhältnis zwischen Schwere der Behinderung und spätem Einsetzen einer intensiven Behandlung liegt einmal an den oftmals eingeschränkten Möglichkeiten differenzierter, neurologischer Diagnostik kleinerer Krankenhäuser, auf der anderen Seite daran, daß in vielen Fällen zunächst lebensrettende Maßnahmen durchgeführt werden mußten, ehe man sich den anderen nicht lebensbedrohlichen Unfallfolgen zuwendete. Außerdem scheinen diagnostische und therapeutische Möglichkeiten bei der Armplexuslähmung nicht immer ausreichend bekannt zu sein, insbesondere die Tatsache, daß die Frühbehandlung die Chancen für die Zukunft erheblich verbessern kann!

Der durch die Nachuntersuchungen gewonnene negative Eindruck wird erhärtet, wenn man die Angaben der Tabelle 41 ansieht, in der Diagnostik und Therapie der ersten zwei

Tabelle 41. Diagnostik und Therapie innerhalb der ersten 24 Monate nach dem Unfallereignis

Diagnostik und Therapie	in den ersten 30 Tagen	2.–12.	13.–24.
		Monat n. d. Unfall	
Neurol. Untersuchung	17	8	3
Elektromyogramm	3	2	1
Myelographie	2		
Freilegung	4	1	
Orthop. Konsultation			6
Krankengymnastik	12	5	8
Hilfsmittel		2	6

Jahre nach dem Unfall aufgeführt sind. Dabei ergibt sich eine neurologische Untersuchung in 17 Fällen innerhalb der ersten vier Wochen, im Verlaufe des 2.–12. Monats nach dem Unfall nur noch acht Untersuchungen durch den Neurologen und im zweiten Jahr lediglich drei. Wenn auch viel seltener, so doch gleichfalls mit der Tendenz der deutlichen Abnahme innerhalb der ersten beiden Jahre nach dem Unfall zeigt sich die Untersuchung mittels Elektromyogramm. Myelographie und Plexusfreilegung sind naturgemäß diagnostische und therapeutische Möglichkeiten kurze Zeit nach dem Unfallereignis. Die Werte in der Tabelle weisen dies aus.

Interessant ist die Tatsache, daß die Konsultation eines Orthopäden lediglich in sechs (!) Fällen überhaupt, und dies auch erst im zweiten Jahr nach dem Unfall erfolgte. In gleicher Weise wurde auch die Physiotherapie in sehr bescheidenem Umfange eingesetzt, die zwar innerhalb der ersten vier Wochen zwölfmal, innerhalb des 2.–12. Monats aber nur fünfmal und dann bei acht Rehabilitanden im zweiten Unfalljahr angewandt wurde.

Darüber hinaus zeigt sich auch, daß die Möglichkeiten der Versorgung mit entsprechenden technischen Hilfen in nur sehr geringem Umfang genutzt wurden.

Tabelle 42 und 43 zeigen die Gegebenheiten im Hinblick auf eine *berufliche* Neuorientierung. In der ersten Tabelle ist das Intervall zwischen Unfallereignis und Ausbildungsbeginn sowie zwischen letzter Behandlung und

Beginn der Ausbildung angegeben. Bei 23 Rehabilitanden beträgt die Zeit bis zum Beginn einer beruflichen Änderung mehr als zwei Jahre, in 13 Fällen drei bis vier Jahre und in drei Fällen sogar mehr als vier Jahre! Die rechte Seite dieser Darstellung gibt Auskunft über den letzten Behandlungstermin vor Beginn der Ausbildung, wobei auch hier die meisten der Rehabilitanden keine gezielte Therapie innerhalb der vorangegangenen zwei und mehr Jahre vor der Phase beruflicher Rehabilitation bekommen hatten.

Bei der überwiegenden Mehrzahl dieser 28 Rehabilitanden wurden Maßnahmen der

Tabelle 42. Intervall zwischen Unfallereignis und Ausbildungsbeginn (I) sowie zwischen letzter Behandlung *vor* Ausbildungsbeginn (II)

Zeitraum in Monaten	Intervall	
	I	II
unter 12		1
12–24	5	8
25–36	7	9
37–48	13	10
49 und mehr	3	
Zahl der Rehabilitanden	28	28

Tabelle 43. Ort der Durchführung einer Maßnahme zur Berufsfindung

Maßnahme	Arbeitsamt Heimatort	BFW – Heidelberg
Berufsfindung	26	2

Berufsfindung am Arbeitsamt des Heimatortes durchgeführt; lediglich in zwei Fällen
im Berufsförderungswerk Heidelberg, hier
allerdings bei zusätzlicher praktischer Arbeitserprobung (Tabelle 43).

Die umfangreichen Bemühungen von medizinischer Seite allein während der Ausbildung weisen in diesen Fällen darauf hin, daß
zu einer Berufsfindung auch die Klärung
notwendiger medizinischer Intervention niemals außer acht gelassen werden sollte.

Die während der Ausbildung durchgeführte
Diagnostik und *Therapie* zeigen die Tabellen 44 bis 47. Tabelle 44 gibt die Übersicht
mit Seitenlokalisation der Plexuslähmung
und zusätzlich vorliegende Verletzungen des

Kopfes, Körperstammes und der übrigen
Gliedmaßen. Dabei findet sich in ¾ der Fälle eine rechtsseitige Lähmung und bei einem
gleichhohen Anteil eine zusätzliche Verletzung anderer Körperregionen.

Nur in sieben Fällen hat es sich demnach um
die alleinige Armplexuslähmung gehandelt.

Während je viermal zusätzliche Kopf- und
Stammverletzungen nachgewiesen werden,
finden sich zweimal Läsionen anderer Gliedmaßen. Bei elf Rehabilitanden besteht eine
Kombinationsverletzung. Auffallend ist die
recht häufige Beteiligung von Kopf- und
Körperstammtraumatisierung (Tabelle 45).

Den klinisch-funktionellen Befund bei Ausbildungsbeginn zeigt die Übersicht der Tabelle 46. Während 8mal eine völlige Ge-
brauchsunfähigkeit des Armes nachzuweisen
ist, besteht eine teilweise Gebrauchsfähigkeit
des Oberarmes 20mal, die des Unterarmes
10mal und die der Hand 3mal.

Soweit es mit der Ausbildung vereinbar und
der Rehabilitand bereit war, eine gezielte
Behandlung während der Ausbildung durch-
führen zu lassen, wurden die in Tabelle 47
dargestellten therapeutischen Maßnahmen
veranlaßt. Somit wurden 23 Ausbildungsteilnehmer fortlaufend physiotherapeutisch behandelt, sieben mit Hilfsmitteln versorgt und

Tabelle 45. Zusammenfassende Darstellung der Kombinationsverletzungen im Vergleich zur alleinigen Armlähmung

Zusätzliche Verletzung	Rehabilitanden
Kopf-Stamm-Gliedmaßen	4
Stamm-Gliedmaßen	3
Kopf-Stamm	2
Kopf Gliedmaßen	2
Kopf	4
Stamm	4
Gliedmaßen	2
	21
ALLEINIGE PLEXUSLÄHMUNG	7
	28

Tabelle 44. Armplexuslähmungen und zusätzliche Verletzungen

Fortl. Nr.	Plexuslähmung Re	Li	zusätzliche Verletzungen von Kopf	Stamm	Gliedmaßen
1	X		X	X	X
2	X		X	X	X
3	X		X	X	X
4		X	X	X	X
5	X			X	X
6		X		X	X
7		X		X	X
8	X		X	X	
9	X		X	X	
10	X		X		X
11	X		X		X
12	X		X		
13	X		X		
14		X	X		
15		X	X		
16	X			X	
17	X			X	
18	X			X	
19	X			X	
20	X				X
21		X			X
22		X			
23	X				
24	X				
25	X				
26	X				
27	X				
28	X				

in neun Fällen die operative Intervention zwischenzeitlich oder direkt im Anschluß an die Ausbildung geplant. Bei 12 Rehabilitanden wurde nach Vorbehandlung und Diagnostik zur Vorbereitung und Klärung operativer Maßnahmen (Elektromyogramm in Kontrollen, Planung muskelplastischer Ersatzoperationen bzw. Amputation und prothetische Versorgung) die medizinische Rehabilitation nach Ausbildungsende vorgesehen.

Sowohl für die operative Intervention während der Ausbildung wie auch für die Planung derartiger Maßnahmen nach Abschluß der Ausbildung bedeutet dies eine Verlängerung der Gesamtausbildungszeit und den verspäteten Antritt am neuen Arbeitsplatz.

Hier, wie auch bei zahlreichen anderen Behinderungsarten ist aus den genannten Gründen die Planung im Vorfeld beruflicher Rehabilitation von wesentlicher Bedeutung. Physische und psychische Belastungen für den Rehabilitanden, wie finanzielle und organisatorische Faktoren, könnten durch die Intensivierung der Bemühungen reduziert und somit auf breiter Basis der Gesamtablauf umfassender Rehabilitation erleichtert und im Endeffekt verkürzt werden.

3.3.6. Apparative und technische Hilfsmittel

Die Notwendigkeit der Überwachung orthopädischer Hilfsmittel besteht selbstverständlich auch während einer qualifizierten Berufsausbildung. Das bedeutet, daß nicht nur eventuelle Wiederversorgungen erforderlich, sondern auch in einem nicht unerheblichen Prozentsatz Neuversorgungen durchzuführen sind.

Hilfen in weitestem Sinne betreffen allerdings nicht nur orthopädische Hilfsmittel im Sinne von Orthesen, Prothesen oder Schuhwerk, sondern haben die häusliche (hier Internats-)Situation wie auch den Arbeitsplatz (hier Ausbildungsplatz) mit einzubeziehen. Die Schwierigkeit der Versorgung mit technischen Hilfsmitteln hängt sehr häufig damit zusammen, daß die jedem Rehabilitanden eigene Behinderungsform jeweils einen Sonderfall darstellt. Das heißt, daß in

Tabelle 46. Klinisch-funktioneller Übersichtsbefund bei 28 Armplexuslähmungen zu Beginn der Ausbildung

Fortl. Nr.	Völlige Gebrauchsunfähigkeit des Armes	Teilweise Gebrauchsfähigkeit		
		Oberarm	Unterarm	Hand
1–8	× × × × × × × × } VIII			
9–18		× × × × × × × × × × } X		
19–25		× × × × × × ×	× × × × × × × } VII	
26–28		× × ×	× × ×	× × × } III
	8	20	10	3

Tabelle 47. Therapie während der Ausbildung und Veranlassung therapeutischer Maßnahmen nach Abschluß der Ausbildung

Therapie während und nach der Ausbildung	Zahl der Rehabilitanden
Krankengymnastik	23
Hilfsmittel	7
OP-Intervention	9
Medizinische Rehab. nach der Ausbildung	12

sehr vielen Fällen eine neue Konzeption zu erarbeiten ist, die der vorliegenden Behinderung in jeder Weise gerecht wird.

Tabelle 48. Hilfen im Internats- und Unterrichtsbereich sowie Versorgung mit orthopädischen Hilfsmitteln (1969/1970)

	1969	1970	1969–1970
Internatsbereich			
Einzelzimmer	6	15	21
Zimmerverlegung	14	29	43
Fahrstuhlbenutzung	12	23	35
Parkplatz	34	49	83
– Sonstiges –	21	31	52
	87	147	234
Unterrichtsbereich			
Tisch	7	13	20
Stuhl	25	36	61
Zeichenanlage	9	17	26
Arbeitshilfen	12	22	34
	53	88	141
Orthopädische Hilfsmittel			
Prothesen Arm	9	15	24
Prothesen Bein	32	48	80
Stützapparate	7	12	19
Schienen	9	11	20
Mieder	12	27	39
Bandagen	19	38	57
Schuhe	16	28	44
Einlagen	29	42	71
Rollstuhl	4	12	16
– Sonstiges –	18	36	54
	155	269	424

Aufgrund der bis Ende 1968 grundsätzlichen Verbesserungen im Internats- und Unterrichtsbereich ist die Entwicklung in den Jahren 1969 – 1970 insofern interessant, als trotz der weitgehenden Hilfen in zahlreichen Fällen wegen der Schwere der Behinderung Änderungen der Gegebenheiten notwendig wurden.

Tabelle 48 gibt die Zusammenstellung der Hilfen, die 1969 bis 1970 erforderlich waren *. Im Internatsbereich ist aus den aufge-

* Verbesserungen in der Ausbildungstechnologie wie architektonischer Voraussetzungen in den Jahren 1972 – 1974 haben diese einstmaligen Probleme weitgehend in den Hintergrund verlagert.

führten Positionen ein deutlicher Anstieg bei einer Gesamtzahl von 234 zu erkennen. Es handelt sich bei der Befürwortung eines Einzelzimmers oder bei notwendiger Zimmerverlegung wie für die Fahrstuhlbenutzung und die Bereitstellung eines Sonderparkplatzes (z. B. in der Tiefgarage) generell um Gründe, die aus der orthopädischen Behinderung gegeben sind. Unter Punkt -e- finden sich besondere Änderungen im Internatszimmer (z. B. für Rollstuhlfahrer oder Tetraplegiker) oder zusätzliche Hilfen (z. B. Zimmer-Zeichenanlagen, besondere Arbeitsplatzausstattung).

Im Unterrichtsbereich findet sich gleichfalls eine deutliche Zunahme der Sonderbeschaffungen bei einer Gesamtzahl von 141. Obwohl *vor* Beginn eines Ausbildungsprogrammes anhand vorliegender Akten Besonderheiten in der Gestaltung des Ausbildungsplatzes berücksichtigt werden, ist in nicht unerheblichem Maße die Bereitstellung von Sonderausstattungen erforderlich.

Im Zeitraum 1969 – 1970 waren 424 orthopädische Hilfsmittel erforderlich, wobei ein deutliches Ansteigen im Jahre 1970 nachzuweisen war. Diese Erhöhung hängt nur zu einem geringen Teil mit der Erweiterung der Gesamt-Ausbildungsplätze zusammen, vielmehr mit der offensichtlichen Zunahme der Schwere der Behinderungen. Unter Punkt -Sonstiges- sind Befürwortungen für die Beschaffung eigener Kraftfahrzeuge, die Änderung in der technischen Ausstattung bei vorhandenem Kraftfahrzeug (z. B. Handschaltungen, Versetzen der Fußschaltungen u. a.) oder der Sonderführerschein angesprochen.

Insgesamt waren also im Berichtszeitraum 799 zusätzliche Hilfen erforderlich. Die Zahlen zeigen, daß die fachärztliche Präsenz unumgänglich und es darüber hinaus selbstverständlich ist, auch nach Abschluß der Ausbildung nachsorgende Maßnahmen von fachärztlicher Seite zu garantieren, um das bisher Erreichte langfristig zu sichern. Während umfassende Hilfen in der Berufsausbildung — die Anwesenheit sämtlicher Fachdienste vorausgesetzt — wesentlich leichter gegeben werden können, liegt die Schwierigkeit der nachsorgenden Betreuung u. a. darin, daß für zahlreiche Hilfen im häuslichen Bereich, am Arbeitsplatz und in der medizinischen Versorgung die Zuständigkeit nicht mehr zentral (!) gegeben ist, sondern daß dies dezentralisierte Fachdienste bewältigen müssen. Aus diesem Grunde ist die Phase beruflicher Rehabilitation auch als wesentliche Schaltstelle für alle weiteren Bemühungen anzusehen. Dies trifft in Sonderheit für die Ausstattung mit orthopädischen Hilfsmitteln wie für die Arbeitsplatzgestaltung und die Zurichtung im häuslichen Bereich zu.

3.3.7. Physiotherapie, Sporttherapie und Behindertensport

Bei Mobilitätseinbuße ist das Bewegungsmoment von grundlegender Bedeutung, insbesondere dann, wenn der Tagesablauf des Behinderten durch berufliche Tätigkeiten bestimmt wird. Das bedeutet straffe Einteilung der zur Verfügung stehenden Freizeit und Ausschöpfung aller Möglichkeiten der Gestaltung dieser Tagesstunden.

Das Berufsförderungswerk hat dem Bewegungsmangel im Rahmen der qualifizierten Ausbildung mit einem Sportzentrum Rechnung getragen. Dabei ist man zunächst davon ausgegangen, daß eine Vielzahl von Behinderten bisher keinen Kontakt zum Sport hatte bzw. die zahlreichen Möglichkeiten auch für den Schwerbehinderten als nicht bekannt vorausgesetzt werden konnte. Aus diesem Grunde wurde der Sportunterricht in das allgemeine Unterrichtsprogramm aufgenommen, ohne daß allerdings ein Zwang im Hinblick auf die Teilnahme am Sport ausgeübt wurde. Vielmehr wird versucht, die Zögernden und ausgesprochen „Sportträgen" behutsam an den Sport heranzuführen, indem man sehr individuelle Angebote für einzelne Sportarten macht. Darüber hinaus bieten Mannschaftskämpfe zwischen den einzelnen Ausbildungsprogrammen, Auszeichnungen und Ehrungen sowie auswärtige Sonderveranstaltungen den notwendigen Anreiz in vermehrtem Umfang am Sport und der Gymnastik teilzunehmen.

Soweit eine Teilnahme am Sport und der Gruppengymnastik überhaupt nicht möglich ist, werden entsprechend der vorliegenden Behinderung Einzelbehandlungen im Rahmen der Physiotherapie und Sporttherapie durchgeführt. Selbstverständlich ist auch hier eine besondere Flexibilität im Angebot erforderlich. Im Laufe der vergangenen Jahre konnten eine Vielzahl neuer Möglichkeiten erschlossen und für spezielle Behinderungsarten bereitgestellt werden. Die Skizze auf Seite 36 (Abb. 2) zeigt den Grundriß des Sportzentrums mit der Konzeption zentral gelegener Umkleideräume und Duschen und von dort aus abzweigend die einzelnen Funktionsbereiche.

3.3.7.1. Sporteingruppierung und Einzelbehandlung

Unter Berücksichtigung der Mischung einzelner Schadensgruppen und verschiedener Altersstufen in den Ausbildungsprogrammen war ein Sportprogramm zu erstellen, das diesen Gegebenheiten gerecht wird. Es bietet sich einmal die Möglichkeit der Niveausenkung — ausgerichtet nach dem Schweregrad der Behinderung —, zum anderen die Differenzierung in der Gestaltung des Sportunterrichts. Da erfahrungsgemäß die Leistungsforderung als Anreiz zur Mobilisation der Reserven gilt, wäre es nicht sinnvoll gewesen, das Sportangebot im Niveau zu senken, d. h. dem „Gruppenschwächsten" anzupassen. So ergab sich die Notwendigkeit zur Differenzierung, die sowohl Behinderung wie auch das Alter zu berücksichtigen hatte. Die Eingruppierung in das jeweilige Sportprogramm erfolgt nach sportärztlicher Untersuchung, wobei die Grunduntersuchung — entsprechend der Hauptbehinderung — bei Aufnahme in das Berufsförderungswerk durch die einzelnen Fachdisziplinen vorangegangen ist und durch sportärztliche Aspekte ergänzt wird. Eventuelle Zusatzuntersuchungen, die für die sportliche Betätigung notwendig erscheinen (EKG, Ergometrie, Spirometrie), werden vom Sportarzt veranlaßt und in den entsprechenden Abteilungen durchgeführt. Somit können

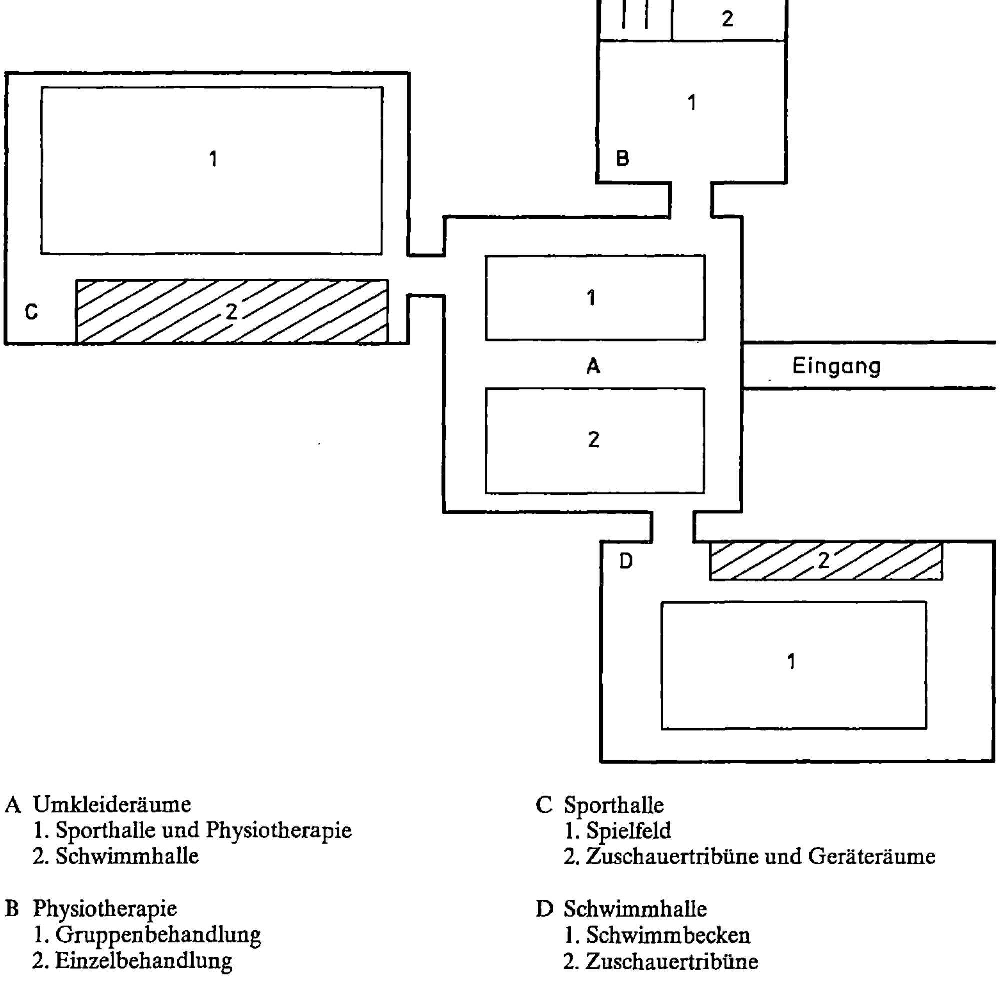

A Umkleideräume
1. Sporthalle und Physiotherapie
2. Schwimmhalle

B Physiotherapie
1. Gruppenbehandlung
2. Einzelbehandlung

C Sporthalle
1. Spielfeld
2. Zuschauertribüne und Geräteräume

D Schwimmhalle
1. Schwimmbecken
2. Zuschauertribüne

Abb. 2. Sportzentrum

Rehabilitanden mit geringer Mobilitätseinbuße an allen Sportarten — einschließlich des besonderen Freizeitsportes — teilnehmen (Gruppe I; Tabelle 49). Es sind dies in der Sporthalle gymnastische Übungen und Körperschulung, Übungen an Geräten und Mannschaftsspiele mit Wettkampfcharakter (Faustball, Volleyball, Fußballtennis, Sitzball, Handball u. a.).

Selbstverständlich sind alle diese Sportarten nach den Grundsätzen des Behindertensportes und nicht nach den Regeln des allgemeinen Leistungssportes ausgerichtet!

In der Schwimmhalle betreffen die Übungen das Stilschwimmen, Zeit- und Staffelschwimmen, Spiele mit und ohne Geräte sowie Wasserball und Wasserspringen.

Rehabilitanden mit eingeschränkter Leistungsbreite nehmen gleichfalls am Sportunterricht teil, wobei die Wettkampfspiele ausgelassen und durch andere Übungsarten ersetzt werden (Gruppe II).

In der Gruppe III mit den schwersten Behinderungen kann der Sportunterricht nicht in der geschilderten Weise erfolgen, so daß nach Schadensgruppen wesentlich differenzierter verfahren werden muß. Es bieten sich hier die Sporttherapie in Gruppen oder auch die Zusammenfassung einzelner Schadensgruppen in Sonderprogrammen (z. B. Amputierten- oder Rollstuhlsport) an.

Unabhängig von der Art der Behinderung und dem Alter ist in Tabelle 49 die Sporteingruppierung bei 1983 Rehabilitanden zusammengestellt, wobei gleichzeitig der Anteil der Einzelbehandlungen aufgeführt ist. Es zeigt sich dabei, daß 84,57% am obligatorischen Sportunterricht teilnehmen konnten, 15,43% während der gesamten Ausbildung anstelle des Sportes Einzelbehandlungen bekamen.

Von 1677 Rehabilitanden (84,57%) unterlagen 19,56% (Gruppe I) *keinen,* 38,58% (Gruppe II) gewissen Einschränkungen für die angebotenen Sportmöglichkeiten, 41,86% (Gruppe III) wurden dagegen der Physio-Sporttherapie zugeordnet.

Diese Zahlen zeigen den hohen Prozentsatz schwerer Behinderungen — im Sinne gravierender Mobilitätseinschränkung — im Rehabilitationsgut des Berufsförderungswerkes (Gruppe II und III, Anteil der Einzelbehandlungen) und die damit verbundene Notwendigkeit der Differenzierung und Flexibilität im Angebot.

Die Teilnahme am Sport für das Jahr 1970 (nach Errichtung des III. Zentrums mit insgesamt 1250 Internats- und Ausbildungsplätzen) zeigt Tabelle 50, wobei jeweils die Beteiligung in der Sport- und Schwimmhalle

Tabelle 49. Eingruppierung in das Sportprogramm und die Gymnastik unter Berücksichtigung der Einzelbehandlung bei 1983 Rehabilitanden

Berufsgruppen – Ausb.-Programme		Teilnehmer	Eingruppierung			Teilnehmer	Kein Sport – Einzelbehandl.
			I	II	III		
A	EL	235	44	68	103	215	20
	EM	28	6	6	16	28	–
	FK	109	12	44	33	89	20
	M	111	12	37	32	81	30
		483	74	155	184	413	70
B	ET	86	12	33	33	78	8
	MT	117	20	49	44	113	4
	BT	149	29	59	49	137	12
	TK	73	7	23	30	60	13
	BZ	219	20	80	75	175	44
		644	88	244	231	563	81
C	IK	337	79	85	121	285	52
	BP	77	11	10	37	58	19
	BK	37	3	6	14	23	14
		451	93	101	172	366	85
D	DV	273	64	85	81	230	43
E	BI	30	3	21	3	27	3
	MI	38	4	14	11	29	9
	BW	64	2	27	20	49	15
		132	9	62	34	105	27
A–E		1983	328	647	702	1677	306

Tabelle 50. Teilnahme am Sportunterricht und am Freizeitsport im Jahre 1970

Monat	Sporthalle + wochentags		Schwimmbad ° Wochenende		Gesamt- sport- tage pro Monat	davon W'en- den
	+	°	+	°		
Januar	593	512	73	226	22	3
Februar	474	253	91	256	19	3
März	392	289	71	148	18	3
April	648	498	79	259	22	4
Mai	352	291	18	225	17	4
Juni	788	683	37	279	20	4
Juli	688	692	42	275	25	3
September	643	612	33	216	23	4
Oktober	377	408	18	173	23	4
November	498	336	19	265	22	4
Dezember	322	293	29	123	15	2
	5775	4867	510	2446	266	38

Tabelle 51. Zusammenfassende Darstellung für das Jahr 1970

Ort/Zeitraum	Teilnehmer	%
Sporthalle	6 285	46,22
Schwimmbad	7 313	53,78
	13 598	100,00
wochentags	10 642	78,29
Wochenende	2 956	21,71
	13 598	100,00

sowie an Wochentagen und Wochenenden getrennt aufgeführt ist.

An 150 Wochentagen haben 10 642 Rehabilitanden am Sport teilgenommen, das sind ca. 70 pro Tag, an 76 Wochenenden 2956, entsprechend 38 pro Wochenende. Bei 226 Sporttagen und einer Teilnehmerzahl von 13 598 insgesamt, bedeutet das eine Beteiligung von 60 pro Tag.

Die Teilnahme in Sporthalle und Bad bzw. an Wochentagen und Wochenenden pro *Jahr* zeigt Tabelle 51, allein für den Freizeitsport Tabelle 52.

Eng verknüpft mit den Bemühungen sportlicher Betätigung und den Möglichkeiten der Verbesserung der Mobilität und Erweiterung des Aktionsradius sind die Maßnahmen der Physiotherapie und der physikalischen Behandlung. Schwere der Behinderung, oftmals unzureichende Versorgung im Vorfeld beruflicher Rehabilitation und insbesondere die Vielzahl chronischer Erkrankungen — die grundsätzlich einer fortlaufenden und intensiven Behandlung bedürfen — sind auf den Einsatz aller zur Verfügung stehenden therapeutischen Möglichkeiten angewiesen.

Aus Tabelle 53 wird deutlich, daß in den Jahren 1968 bis 1970 bei steigenden Patientenzahlen Einzelbehandlungen vermehrt durchgeführt wurden, die Gruppengymnastik dagegen besonders ab 1969 um nahezu 50% rückläufigen Charakter zeigt. In gleicher Weise dokumentiert sich die Intensivierung für den Einzelfall auch in der Statistik der physikalischen Behandlungen (Tabelle 54).

3.3.8. Motivation in der Ausbildung

Die positive Einstellung des Rehabilitanden zu allen ihn betreffenden Fragen — sei es im Hinblick auf die Bewältigung der Behinderung, die Neuorientierung in der Familie oder zur Umwelt überhaupt, aber besonders

Tabelle 52. Teilnahme am Freizeitsport 1970

Sportarten	Spieltage	Teilnehmer
Sporthalle		
Faustball	18	342
Fußballtennis	39	402
Tischtennis	33	118
Volleyball	35	435
Rollstuhlsport	46	161
freie Spiele	71	359
Judo	18	78
Schwimmhalle		
Wasserball	17	220
Schwimmtraining	39	84
Schwimmunterricht	33	173
Rettungsschwimmen	33	143
	382	2515
Sporthalle	260	1895
Schwimmhalle	122	620

Tabelle 53. Physiotherapeutische Einzelbehandlungen im Vergleich zur Teilnahme an der Gruppengymnastik

Jahrgang	Physiotherap.-Einzelbehandl.	Anzahl der Patienten	Teilnehmer an Gruppengymnastik
1968	2756	481	1482
1969	3437	502	740
1970	4303	660	702

Tabelle 54. Physikalische Behandlungen in den Jahren 1968–1970

Jahrgang	Physikalische Behandlungen	Anzahl der Patienten
1968	18 692	2623
1969	21 292	2802
1970	27 476	3633

auch im Beruf — ist so entscheidend, daß immer wieder nachdrücklich darauf hingewiesen werden muß. Das Motiv, in einer bestimmten Weise zu reagieren, hängt selbstverständlich mit besonderen Zielvorstellungen zusammen, die oftmals durch verschiedene Faktoren gesteuert werden. Ist es dem Gesunden möglich, seine Beweggründe darzulegen, zu interpretieren und notfalls auch gegen Widerstand zu vertreten, so ist für den Behinderten ein gleiches Vorgehen nicht grundsätzlich durchführbar. Dabei spielt die Art der jeweiligen Behinderung zunächst keine übergeordnete Rolle, wobei natürlich die Offensichtlichkeit einer Behinderung oder auch z. B. die Chronizität eines krankhaften Geschehens besondere Faktoren darstellen.

Entscheidend ist, daß der Behinderte viel häufiger seine Motive gegenüber anderen artikulieren *muß* und bei der Durchsetzung berechtigter Forderungen von dem Verständnis, der Bereitschaft und der tatkräftigen Hilfe anderer abhängt. Jeder Mißerfolg wird zwangsläufig zur Basis bestimmter Verhaltensweisen, die sich in Aggression und/oder scheinbar übertriebener Zurückgezogenheit dokumentieren können. Das erklärt ein zunächst nicht immer verständliches Verhalten vieler Behinderter, deren negative Erfahrungen zum unbewußten Abbau „natürlicher" Reaktionen geführt haben. Mag *ein* Lebensbereich vermehrt Anlaß für die bestimmte Verhaltensweise geben, so werden sehr bald gleichartige Reaktionen auch gegenüber anderen Bereichen erkennbar. Das bedeutet für den notwendigen Aufbau einer positiven Motivation generell, den Ansatz der Bemühungen nicht nur von *einem* Funktionsbereich aus, sondern auf breiter Basis festzulegen.

Wie schwierig und langwierig manchmal die Suche nach den wahren Beweggründen einer nicht erklärbaren Reaktion sein kann, sollen zwei Beispiele erläutern, denen ein dritter kasuistischer Beitrag gegenübergestellt wird, bei dem die Verhaltensweise aber ganz wesentlich von günstigen Voraussetzungen bestimmt war.

1. F. K., 24 Jahre, Teilkonstrukteur
Diagnose: Oberarmamputation rechts; Zustand nach Oberarmkopffraktur links.
28. 09. 70: Ausbildungsbeginn.
08. 10. 70: Erstmalige Konsultation wegen Schmerzen des rechtsseitigen Amputations-

stumpfes und Bewegungsschmerzen im Bereich des linken Schultergelenkes.

19. 10. 70: Äußert erstmalig den Wunsch, die Ausbildung wegen der Beschwerden abzubrechen.

09. 12. 70: Angabe erheblicher Beschwerden des Amputationsstumpfes. Die verordneten Behandlungen wurden wegen angeblichen Zeitmangels nicht in Anspruch genommen. Der Ausbildungsabbruch steht weiterhin im Vordergrund.

14. 01. 71: Vorstellung zur Frage operativer Stumpfrevision —
Ergebnis: Erfolg einer Revisionsoperation in vorliegendem Falle fraglich!

25. 02. 71: Rehabilitand bittet um eine Bescheinigung, aus der die Höhe des Schmerzensgeldes hervorgehen soll! Nachlassen der Leistungen in der Ausbildung.

10. 03. 71: Zur Überprüfung der Eignung für den Beruf als „Teilkonstrukteur" wird erneut eine Arbeitserprobung durchgeführt.
Ergebnis: Volle Bestätigung der Eignung für den begonnenen Beruf!

30. 03. 71: Auf Anraten des Rechtsanwaltes soll die Regelung des Schmerzensgeldes *nach* Ausbildungsende erfolgen! Derzeitige Unfallrente — DM 1000!

20. 04. 71: Nach Rücksprache mit allen Fachdiensten des Hauses wird der Ausbildungsabbruch beschlossen, die intensive klinische Therapie eingeleitet und die Wiederaufnahme der Ausbildung geplant.

Auf Betreiben der Fachdienste des Berufsförderungswerkes erfolgt in der Zwischenzeit auch die Festlegung des Schmerzensgeldes.

2. B. G., 31 Jahre, Maschinenbautechniker

Diagnose: Zustand nach operativer Entfernung einer Steinniere; vegetative Stigmata.

20. 02. 70: Unverschuldeter Pkw-Unfall mit leichter Commotio und suprakondylärer Oberarmfraktur links. Stationäre Behandlung auswärts.

08. 04. 70: Fortsetzung der Ausbildung. Abnahme des Gipsverbandes. Physikalisch-physiotherapeutische Behandlung.

Röntgen: exakte Stellung, knöcherner Durchbau nahezu abgeschlossen.

06. 07. 70: Bis zu diesem Zeitpunkt fortlaufende Besserung der Funktion im Ellenbogengelenk und der Beschwerdesymptomatik. Röntgen: knöchern konsolidiert.

15. 07. 70: Auftreten vermehrter Schmerzen im Bereich des Ellenbogengelenkes und Zunahme der Bewegungseinschränkung ohne Objektivierbarkeit. Intensivierung der Behandlung.

15. 10. 70: Funktionell keine Besserung. Exazerbation der Beschwerdesymptomatik. Erstmaliger Hinweis eines am 20. 7. 70 begonnenen Gerichtsverfahrens wegen der Festsetzung eines Schmerzensgeldes.

23. 11. 70: Freie Beweglichkeit im linken Ellenbogengelenk, keine Beschwerden. Gerichtsverfahren abgeschlossen. Positive Entscheidung über die geforderte Höhe des Schmerzensgeldes.

3. B. H.-K., 44 Jahre, Bauzeichner

Diagnose: Kreislaufregulationsstörungen; Varicositas beider Unterschenkel II. – III. Grades

20. 02. 70: Unverschuldeter Pkw-Unfall (Mitfahrer bei B. G. — siehe oben) mit leichter Commotio, handgelenksnaher Unterarmtrümmerfraktur links, schwere Schienbeinprellung beiderseits.

08. 04. 70: Abnahme des Gipsverbandes nach Fortsetzung der Ausbildung. Funktionelle Behandlung der Armgelenke links und tägliche Verbandwechsel der zu diesem Zeitpunkt schmierig belegten Schienbeinulzerationen.

15. 04. 70: Röntgen: Achsenfehlstellung der Unterarmknochen links; fleckige Entkalkung des Handgelenk- und Handwurzelbereichs. Hochgradige Bewegungseinschränkung. Glaubhafte Beschwerden.

11. 07. 70: Deutliche Besserung der Handgelenksbeweglichkeit, Abnahme der subjektiven Beschwerden.

Röntgen: die regelmäßig durchgeführten Kontrollen zeigen eine deutliche Zunahme des Kalksalzgehaltes. Knöchern noch nicht vollständig konsolidiert. Radiale Abduktionsstellung mäßig.

15. 12. 70: Letzte Kontrolluntersuchung vor Abschluß der Ausbildung. Funktionell endgradige Bewegungsbehinderung im linken Handgelenk bei leichter Radialabduktion. Restbeschwerden bei stärkerer Beanspruchung (Zeichnen!). Schienbeinulzerationen abgeheilt.

ad 1) Der noch sehr jugendliche Rehabilitand war aus seinem Beruf als Kraftfahrzeugmechaniker herausgerissen worden, den er nach seinen Angaben mit Befriedigung ausgeführt hatte. Zudem war das Gerichtsverfahren durch den Rechtsanwalt bewußt noch nicht abgeschlossen worden (Festlegung des Schmerzensgeldes!) und — dies scheint in vorliegendem Falle von besonderer Wichtigkeit — der junge Mann hatte sich mit seiner ohne Frage schweren Behinderung in keiner Weise abgefunden und auf die neue Situation eingestellt. Somit sind die hier während der Ausbildung in vielfachen Variationen „demonstrierten" Beschwerden und Reaktionen nachträglich durchaus erklärbar und verständlich. Nachdem bis zum Ausbildungsbeginn von verschiedenen Seiten einiges versäumt worden war, würde es nun Aufgabe aller Fachdienste des Berufsförderungswerkes in eingem Kontakt mit dem zuständigen Kostenträger die Situation endgültig zu klären, Hemmnisse finanzieller, familiärer und beruflicher Art aus dem Wege zu räumen und den Rehabilitanden für die weiteren Maßnahmen zu motivieren, vor allen Dingen zu stabilisieren. Die Konsequenz aus diesen Erfahrungen ist auf der einen Seite die Forderung nach einer lückenlosen Information über Bemühungen und Vorgänge im Vorfeld beruflicher Rehabilitation, auf der anderen Seite die Intensivierung umfassender Hilfen. Und dies insbesondere bei jugendlichen Rehabilitanden mit schweren Verletzungsfolgen, die durch technische Abläufe oftmals „überrannt" werden, ohne bereits zu der Behinderung eine positive Einstellung gewonnen zu haben.

ad 2) Bei dem zweiten Rehabilitanden, der während der bereits begonnenen Ausbildung einen unverschuldeten Unfall erlitt, handelt es sich vordergründig um die Festlegung des Schmerzensgeldes. Das Gerichtsverfahren, das durch technische Umstände einen sehr verzögerten Verlauf zeigte, erwies sich als besonders problematisch. Funktioneller Befund und Beschwerdezunahme zeigen ganz deutlich die einzelnen Verhandlungstermine und lassen auf eine zähe Verhandlungstechnik schließen. Trotz kontrollierter und intensiver Behandlung waren erhebliche Schwankungen des Bewegungsausmaßes möglich. Die sehr späte Offenbarung eines anstehenden Gerichtsverfahrens kommt auch nur dadurch zutage, weil der Rehabilitand eine Bescheinigung wegen der Verschlechterung seiner Unfallfolgen erbittet. Die anschließende Aussprache mit dem ausdrücklichen Hinweis auf den überhöhten Schmerzensgeldanspruch (10 000 DM!) kann die Situation klären. Die nächste Verhandlung 14 Tage später ergibt eine Einigung auf 3000 DM, mit der sich der Rehabilitand einverstanden erklärt. Die Konsequenz eines derartigen Verlaufes ist in gleicher Weise wie im ersten Beispiel zu werten.

ad 3) Das letzte Beispiel wird den vorangegangenen gegenübergestellt, weil es bei nahezu gleicher Ausgangslage der Schädigung eine völlig andere Reaktion erkennen läßt, und zwar in positiver Hinsicht. Vorschaden und zusätzliche Verletzung waren — zumindest was letztere betrifft — schwerer als im zweiten Beispiel. Die Behandlungsdauer war wesentlich intensiver und langwieriger. Darüber hinaus war für das linke Handgelenk eine dauernde Bewegungseinschränkung anzunehmen. In diesem Falle war allerdings von Anfang an die Information der auswärts behandelnden Ärzte, des Rehabilitanden und der zuständigen Rechtsanwälte derart, daß jeder der Beteiligten grundsätzlich und fortlaufend über alle Bemühungen und Vorgänge unterrichtet wurde und Zweifel oder Unstimmigkeiten über den Fortgang der Verhandlungen zu keinem Zeitpunkt bestanden. Die Festlegung des Schmerzensgeldes war bereits 12 Wochen nach dem Unfallereignis geklärt. Zusätzlich war der Rehabilitand in einer Weise positiv motiviert, daß die Fortsetzung der Ausbildung trotz der umfangreichen und aufwendigen Behandlungen möglich war. Die durch die stationäre Therapie erzwungene Fehlzeit von annähernd vier Wochen wurde sogar in relativ kurzer Zeit — wenn auch mit zahlreichen Hilfen — aufgeholt.

Die aus einer Vielzahl ähnlicher Probleme herausgegriffenen Beispiele lassen einige Fragenkomplexe aus der täglichen Praxis erkennen, wobei dazu drei Gesichtspunkte hervorgehoben werden sollen:

a) Das Alter scheint eine wesentliche Rolle dann zu spielen, wenn die Erkrankung einen vorher gesunden Menschen trifft. Darüber hinaus ist in diesen Fällen selbstverständlich auch die Sicherung der finanziellen Einkünfte wie die Sanierung der familiären Situation wesentlich, die ja durch eine abrupte Änderung immer Einbußen erfährt. Neben allgemeinen Hilfen sollten die Motivationsstabilisierung und der Abbau von Frustrationstendenzen zum möglichst frühen Zeitpunkt angestrebt werden.

b) Eine scheinbar stabile Motivation kann sehr schnell in das Negative umschlagen, wenn zusätzliche und unvorhersehbare Ereignisse eintreten. Die Reaktionen erscheinen in diesen Fällen dann unerklärlich und geradezu unmotiviert. Auch hier müssen rechtzeitig Stabilisatoren eingeplant werden, da man bei Behinderten — bei nur wenigen Ausnahmen — fast stets mit „Entgleisungen" zu rechnen hat.

c) Neben den durchaus notwendigen Bemühungen verschiedener nicht-medizinischer Fachdienste ist die Kenntnis der Reaktionsfähigkeit und -möglichkeit eines Behinderten unter Berücksichtigung anatomisch-funktioneller Gegebenheiten für den hier angesprochenen Personenkreis unbedingt erforderlich. Das heißt nicht eine Schmalspurausbildung „Medizin" für die Fachdienste außermedizinischer Bereiche, sondern bedeutet die Notwendigkeit einer ständigen Information über besondere Aspekte einzelner Be-

hinderungsarten überhaupt und das informative Gespräch bei speziellen behinderungsspezifischen Auswirkungen im Einzelfall. Es bietet sich hier die regelmäßige Teambesprechung, wie sie im Berufsförderungswerk Heidelberg seit Jahren erfolgreich praktiziert wird und an der Vertreter aller Fachdienste teilnehmen. Auf diese Weise ist auch der Arzt in der Lage, Besonderheiten in der Ausbildung oder im Internat in sein Behandlungskonzept einzubeziehen, so daß für den einzelnen Rehabilitanden bestmögliche Bedingungen geschaffen werden. Die während der Ausbildung gewonnenen Erfahrungen bieten eine Grundlage für entsprechende Empfehlungen nach Abschluß der Ausbildung, für eine Zeit, in der der Rehabilitand weitgehend auf sich selbst gestellt und einem gleichfalls nicht unerheblichem Forderungsdruck ausgesetzt ist.

Wenn auch die Phase beruflicher Qualifikation als in jeder Beziehung realistisch bezeichnet werden muß, so stellt sie jedoch immer nur eine — wenn auch sehr gute — Imitation dar. Mag auch die Behinderung im häuslichen und beruflichen Milieu später einmal nicht so sehr im Vordergrund stehen, so sollte doch niemals vergessen werden, daß die Erkrankung Ausgangspunkt für eine ganz entscheidende Richtungsänderung in allen Lebensbereichen war und die Behinderung ständig als zentrales Geschehen im Bewußtsein des Betroffenen verankert ist!

3.3.9. Berufsfindung und Arbeitserprobung 1970 – 1972

Die berufliche Neuorientierung eines Behinderten hat zunächst von gleichen Voraussetzungen auszugehen, wie sie für den Gesunden bei erstmaliger Berufswahl grundsätzlich praktiziert werden sollten. Das heißt, daß verschiedene Bedingungen erfüllt sein müssen, die den Effekt des Vorhabens mit einer größtmöglichen Garantie untermauert. Sowohl bei Gesunden wie auch bei Behinderten sind es vier Faktoren, die bei der Wahl berücksichtigt werden müssen, wobei für den Behinderten ein weiteres Moment — die Erkrankung — hinzukommt. Abb. 3 zeigt in einer Übersicht diese Voraussetzungen und stellt der Gesamtheit beruflicher Angebote (A) die einschränkenden Faktoren (B – E) gegenüber.

zu lösen, wenn die reale Problemstellung erkannt und die Zusammenarbeit aller Rehabilitationsfachkräfte gewährleistet ist. Daß in diesem Bemühen der Sektor „Berufsfin-

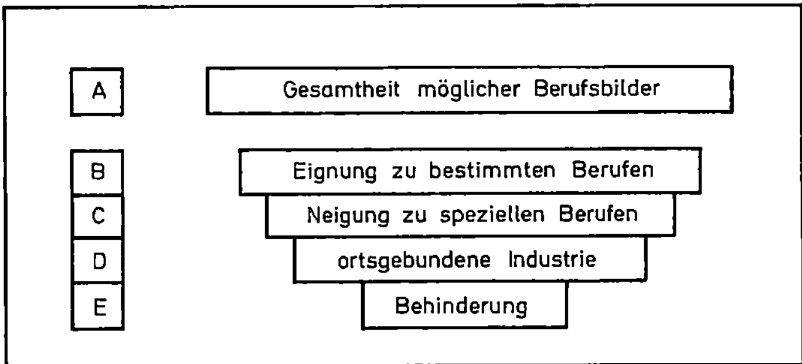

Abb. 3. Orientierungspunkte bei der Berufswahl Behinderter im Rahmen einer Berufsfindungsmaßnahme

Sofern die Punkte B – D angesprochen werden, gelten sie grundsätzlich für Gesunde und Behinderte, wobei im psychologischen Sektor (B) die Eignung, durch den Persönlichkeitsfaktor (C) die Neigung und im lokalen Arbeitsangebot (D) die Differenzierung für einen oder mehrere mögliche Berufe festgelegt wird.

Bei Vorliegen einer Behinderung sind in jedem Falle auch ein Arzt (E) und — soweit erforderlich — entsprechende Fachkollegen einzuschalten. Dabei geht es bei der Beurteilung nicht um die Feststellung, welche Tätigkeiten der Behinderte nicht mehr ausführen kann, sondern vielmehr um die Tatsache, zu welchen Arbeiten der Rehabilitand mit seinen verbliebenen Leistungsreserven überhaupt herangezogen werden kann. Dieser Beurteilungsstandpunkt unterscheidet das Verfahren ganz wesentlich von dem, das in den vergangenen Jahrzehnten geübt wurde und als nicht mehr zeitgemäß bezeichnet werden muß. Die Zunahme des Bevölkerungsanteiles mit einer Behinderung und die Zunahme der Schwere der Behinderungen (Drei-Höhlen-Verletzungen in Kombination mit Extremitäten- und Wirbelsäulenschäden!) zwingt zu Überlegungen echter Hilfen und gibt gleichzeitig volkswirtschaftliche Probleme auf. Beides ist durchaus sinnvoll

dung" nur ein Glied in der Kette umfassender Hilfen sein kann, liegt auf der Hand. Die Erstellung eines Rehabilitationsplanes muß bereits bei der medizinischen (Akut-)Versorgung erfolgen, alle übrigen Maßnahmen müssen in nahtlosem Phasenablauf angeschlossen werden.

Am Beispiel der klinischen Diagnostik im Vorfeld beruflicher Rehabilitation läßt sich zeigen, in welchem Umfang Unterschiede in der Beurteilung gegeben sind (Tabelle 55). In den Jahren 1970 bis 1972 fanden sich unter 1280 Probanden der Abteilung „Berufsfindung und praktische Arbeitserprobung" laut Vordiagnose 673 Teilnehmer mit einer orthopädischen Behinderung als Grund- oder Zweitleiden. Das entspricht 52,67% und ist somit dem Anteil in der Ausbildung vergleichbar. Es zeigt sich, daß die Untersuchungen des Berufsförderungswerkes Heidelberg einen um mehr als 4,0% niedrigeren Anteil bei der orthopädischen Behinderung als Grundleiden und einen um 4,0% höheren bei den als Zweitleiden deklarierten Erkrankungen ergeben haben.

Sowohl die Höhe des orthopädischen Anteiles wie auch die offensichtlichen Diskrepanzen in der Vordiagnostik lassen die Präsenz des Facharztes für Orthopädie als unumgänglich erscheinen.

Tabelle 55. Prozentualer Vergleich zwischen der orthopädischen Behinderung als Grund- oder Zweitleiden, unter Berücksichtigung der Angaben verschiedener Institutionen

Berufsfindung Arbeitserprobung	Orthopädische Behinderungen			
	Grund-leiden	%	Zweit-leiden	%
Arbeitsamt oder andere Institute	603	(47,11)	70	(5,56)
Berufsförderungswerk Heidelberg	549	(42,89)	124	(9,68)

Die Differenzierung des Grundleidens bei den 549 Probanden ergab einen hohen Anteil Wirbelsäulenschäden sowie Extremitätenverletzungen und Gelenkerkrankungen. Mit nahezu 85,0% findet sich bei den Wirbelsäulenerkrankungen eine degenerative Ursache, in über 50,0% bei den Extremitätenschäden eine posttraumatische. Die Übersicht der einzelnen Behinderungsarten (Tabelle 56) ist insofern wichtig, als hier potentielle Ausbildungsteilnehmer der Zukunft zu sehen sind, auf deren Bedürfnisse man sich einzustellen hat.

3.3.9.1. Wirbelsäulenerkrankungen und berufliche Neuorientierung

Die Kenntnis eines hohen Anteiles der Wirbelsäulenerkrankungen während einer Berufsausbildung war Anlaß, die mit derartigen Prozessen sehr häufig auftretende Problematik gleichfalls auch bei den Probanden der Arbeitserprobung zu untersuchen.

Es handelt sich um 50 Personen, die in der Abteilung „Berufsfindung und Arbeitserprobung" des Berufsförderungswerkes unter besonderen Gesichtspunkten ausgewählt wur-

Tabelle 56. Übersicht der Behinderungsursachen orthopädischer Erkrankungen bei 549 Probanden der Berufsfindung und Arbeitserprobung

Behinderungsursachen	Anzahl	%
a WS-Erkrankungen (ohne – d –)	242	44,08
b Extr.-Gelenkerkrankungen	228	41,53
c Amputationen	49	8,93
d Querschnittlähmungen	20	3,64
e Poliomyelitisfolgen	10	1,82
	549	100,00
davon waren unter – a –		
degenerativ	205	84,50
entzündlich	18	7,54
posttraumatisch	19	7,96
	242	100,00
davon waren unter – b –		
degenerativ	73	32,02
entzündlich	38	16,66
posttraumatisch	117	51,32
	228	100,00

den. Grundsätzlich lagen nur die Akten (Formularvordruck) des Arbeitsamtsarztes vor, in keinem Falle orthopädische Facharztbefunde oder anderweitige Fachberichte, weder alte noch neue Röntgenaufnahmen. Die vorgegebenen Diagnosen lauteten: „Statische Insuffizienz der Wirbelsäule", „Wiederkehrende Wirbelsäulenbeschwerden", „Rezidivierende Lumbalgien", „Wirbelsäulenschmerzen" o. ä., wobei prinzipiell von der Diagnostik her keine weiteren Erkrankungen aus anderen Fachgebieten erwähnt worden waren. Die Tabellen 57 – 63 stellen das Ergebnis unter Berücksichtigung der von allen Fachdiensten erhobenen Befunde dar. Sie basieren auf einer Untersuchung, die sich über einen Zeitraum von 16 Tagen erstreckte.

Die Altersgruppierung zeigt Tabelle 57 mit einem Anteil von ⅔ im dritten und vierten, nahezu ⅓ im fünften Lebensjahrzehnt und nur einem Probanden unter 20 Jahren.

Im Hinblick auf den Vorberuf ergibt sich ein hoher Prozentsatz für körperlich schwere Tätigkeiten, wie sie als Maurer, Schlosser, Schreiner und Maler gegeben sind (Tabelle 58), wobei allerdings nicht unbedingt die Schwere der Arbeit Anlaß zur beruflichen Neuorientierung gewesen war.
Das Intervall vom Beginn der Beschwerden bis zur Einleitung der Berufsfindungsmaßnahme liegt zwischen einem und mehr als vier Jahren, der Schwerpunkt oberhalb 24 Monaten (Tabelle 59).
Soweit es die Angabe der Beschwerdelokalisation betrifft, sind Brust- und Lendenwirbelsäule am häufigsten — sowohl alleine wie auch in der Kombination mit anderen Wirbelsäulenabschnitten — genannt; die Beschwerden über zwei und drei Bereiche überwiegen (Tabelle 60).
Allein durch die Erhebung einer exakten und wiederholten Anamnese, durch Heranziehung zusätzlicher Befundunterlagen vom Hausarzt, dem Krankenhaus oder dem zuständigen Kostenträger sowie durch die ausführliche Untersuchung und die Einschaltung von Fachkollegen anderer Disziplinen war es möglich, einen Befund zu erhalten,

Tabelle 57. Lebensalter der 50 Probanden zum Zeitpunkt der Berufsfindungsmaßnahme

Alter	Zahl der Probanden
unter 20	1
20 – 30	11
31 – 40	23
41 – 50	15

Tabelle 58. Vorberufe bei 50 (49) Probanden

Vorberufe	Zahl der Probanden
Maurer	19
Schlosser	11
Schreiner	8
Maler	7
Landwirt	2
Stukkateur	1
Stud. Theol.	1
Schüler (ohne Vorberuf)	1

Tabelle 59. Intervall zwischen Beschwerdebeginn und Zeitpunkt der Arbeitserprobung

Zeitraum	Zahl der Probanden
bis zu 12 Monaten	4
24 Monaten	10
36 Monaten	18
mehr als 37 Monate	18

Tabelle 60. Beschwerdelokalisation bei 50 Probanden unter Berücksichtigung eines positiven (+) bzw. negativen (—) röntgenologischen Organbefundes

Lokalisation	Zahl der Probanden	davon + röntgenologischer B	— röntgenologischer B
HWS			
BWS	5	1	4
LWS	10	4	6
HWS – BWS – LWS	8	3	5
HWS – BWS	6	2	4
HWS – – LWS	4	1	3
– BWS – LWS	17	9	8
	50	20	30

Tabelle 61. Erkrankungen aus anderen Fachgebieten zusätzlich zu der orthopädischen Behinderung

Fachgebiet	Zahl der Probanden
Orthopädie	13
Orthopädie und Interne Medizin	25
Neurologie	6
Psychiatrie	6
Chirurgie	5
Oto-Rhino-Laryngologie	4
Dermatologie	3
Ophthalmologie	1
davon waren	
zwei Fachgebiete	7
drei Fachgebiete	3

der für die Gesamtbeurteilung von ausschlaggebender Bedeutung ist.

Neben der nicht unerheblichen Zahl von 25 zusätzlichen Erkrankungen innerer Organe zeigten sich auch von seiten anderer Fachgebiet krankhafte Prozesse (Tabelle 61), die die Beurteilung beruflicher Umorientierung beeinflußten. Die Wichtigkeit der gemeinsamen Beurteilung ist dadurch gegeben, als Fehlentscheidungen mit ziemlicher Sicherheit zu einem erneuten Versagen im Beruf führen müssen.

Durch die Erhebung einer exakten Anamnese mit verschiedener Fragestellung und durch längere Gespräche mit allen Fachdiensten wurden Probleme offensichtlich, die niemals vorher zur Sprache gekommen waren und zwangsläufig nicht in das vorgegebe-

Tabelle 62. Besondere Faktoren, die wesentlich zur beruflichen Neuorientierung beigetragen haben

Faktoren	Zahl der Probanden	
Eigenart des Berufs	29	
negative Berufsmotivation	13	
familiäre Schwierigkeiten z. T. durch	9	} 5
die Behinderung		
finanzielle Schwierigkeiten	7	} 4
erhebliche Schmerzen während der Schulzeit (kein Vorberuf)	1	

ne Raster einer „normalen" Untersuchung paßten. So zeigt sich in Tabelle 62, daß nur 29 Probanden durch die Eigenart des Berufes (Schwere der Tätigkeit, nichtklimatisierte Räume, Arbeiten an wechselnden Standorten u. a.) nicht in der Lage waren, diesen fortzusetzen. Bei 21 wurde die Tätigkeit in den Vordergrund geschoben, wobei allerdings ganz andere Faktoren — zum Teil kombiniert, Ursache der „Unzufriedenheit", der „Beschwerdezunahme" oder „erstmaliger Beschwerden" — die ausschlaggebende Rolle spielten.

Die abschließende Beurteilung mit Angabe eines Berufsvorschlages findet sich in Tabelle 63. Es wird dabei deutlich, daß ein hoher Anteil dieser Probanden für die Gruppen B und C vorgeschlagen wurde, wobei die Wahl nicht nur die vorliegende Behinderung, sondern in gleichem Maße Eignung und Neigung berücksichtigte. Die Zahl der Probanden, bei denen eine medizinische Versorgung vorgeschaltet werden mußte, ist relativ gering. Bei anderen Behinderungsarten ist sie erfahrungsgemäß wesentlich höher, besonders dann, wenn es sich um Extremitäten- oder Gelenkverletzungen handelt. In diesen Fällen sind oftmals Korrekturoperationen notwendig, die die Chancen des beruflichen Einsatzes um ein Vielfaches erweitern können. Degenerative Prozesse der Wirbelsäule — und um diese handelt es sich in der überwiegenden Zahl bei den positiven Organbefunden — bedürfen weit mehr der konservativen Behandlung, die selbstverständlich auch während einer qualifizierten Berufsausbildung gewährleistet sein muß.

Neben der offensichtlichen Insuffizienz des Achsenorganes bei hoher, körperlicher Leistungsforderung wird deutlich, daß hier in nicht unerheblichem Umfang sozial-psychologische Probleme eine Rolle spielen. Es ist eine Entwicklung erkennbar, die ohne Frage mit bestimmten Gesetzmäßigkeiten in unserer Gesellschaft zusammenhängen, wobei traditionsgebundene Verpflichtungen durch Spezialisierung, Technisierung und Differenzierung am Arbeitsplatz abgelöst werden.

Tabelle 63. Ergebnis der Berufsfindung und praktischen Arbeitserprobung bei 50 Probanden

Ausbildungsprogr.	EL	EM	FK	BT	TK	BZ	IK	BP	BK	gesamt	
Berufsgruppen											
A	4	1	3							8	
B				3	2	8				13	
C							9	5	6	20	
										41	
Anlerntätigkeit und Einarbeitung										5	
Medizinische Rehabilitation										3	
Keine Möglichkeit beruflichen Einsatzes										1	
										9	

Das Phänomen „Wirbelsäulenschmerz", das in seiner multifaktoriellen Problematik nicht immer exakt klärbar ist, stellt im Rahmen einer Berufsfindungsmaßnahme besondere Aufgaben. Die Vermittlung körperlich leichter Tätigkeit ist oftmals in der Lage, die Gesamtsituation zu bessern. Viel entscheidender ist jedoch die Schaffung einer Basis mit realen Möglichkeiten der persönlichen Entfaltung. Dies wird bei der Gegenüberstellung „Vorberuf — berufliche Neuorientierung" (Tabelle 58, 60 u. 63) deutlich und zeigt die Tendenz zur Qualifikation besonders bei Rehabilitanden mit Wirbelsäulenbeschwerden *ohne* gravierende organische Veränderungen.

4. Diskussion

4.1. Darstellung der Ergebnisse

Abgesehen von Interpretationen interessanter Einzelergebnisse in den vorangegangenen Kapiteln soll an dieser Stelle die Gesamtanalyse erfolgen, im zweiten Abschnitt (4.2.) dann Konsequenzen für eine künftige, gemeinsame Arbeit in der Rehabilitation beschrieben werden.

Im Zeitraum von 1968 – 1972 wurden im Rahmen der orthopädischen und sportärztlichen Tätigkeit im Berufsförderungswerk 3070 Rehabilitanden aus insgesamt 102 Ausbildungsprogrammen im Hinblick auf das Vorliegen einer orthopädischen Behinderung untersucht. Die Relation männlicher zu weiblicher Rehabilitanden betrug nahezu konstant 96,92 : 3,08%. Die Teilnahme weiblicher Ausbildungsteilnehmer war lediglich in den Programmen TK, BZ, IK, BP, BK, DV und BW gegeben. Das sind sieben von 16 zusammengefaßten Ausbildungsprogrammen (siehe hierzu die Tabelle im Anhang). Die Übersicht der Gesamt-Teilnehmerzahlen zeigt, daß in den Berufsgruppen A, B und C fast 86%, in den Gruppen D und E dagegen lediglich 14% vertreten waren. Erkrankungen des Haltungs- und Bewegungsapparates fanden sich in 47,88%. Die ausschließliche orthopädische Behinderung war — abgesehen von der Gruppe E mit 34,84% — bei fast 50% der Ausbildungsteilnehmer nachzuweisen. Die Behinderung der Bewegungsorgane war in 55,92% sichtbar, in 44,08% nicht sichtbar.

Die Beteiligung anderer Fachdisziplinen in Diagnostik und Therapie war in 820 (= 65,18%) Fällen gegeben, wobei 134mal zwei und 22mal drei Fachgebiete beteiligt waren.

Im Hinblick auf die Altersverteilung bei Ausbildungsbeginn fanden sich 75% im Alter zwischen 21 und 40 Jahren, 19% älter als 41 und 6% jünger als 20 Jahre. Eine ähnliche Verteilung ergab sich gleichfalls bei den weiblichen Rehabilitanden.

Die Übersicht der Extremitäten- und Körperstammbehinderungen ergab einen Anteil von 15,98% für die oberen, 39,26% für die unteren und bei Beteiligung der oberen und unteren Gliedmaßen 9,77% (entsprechend 65,01%), im Gegensatz zu 34,99% Wirbelsäulenbehinderungen. Unter den Erkrankungen des Achsenorganes fanden sich gleichzeitig in 33,70% Extremitätenverletzungen. Die in den Tabellen aufgeführte Seitenlokalisation zeigt nahezu gleiche Werte für die rechte wie für die linke Seite. Leicht erhöhten Werten im Einzelfall sollte in diesem Zusammenhang kein allzu großes Gewicht beigemessen werden.

In gleicher Weise gilt dies für die Seitenbetroffenheit erkrankter Gelenke bei 564 Rehabilitanden. Interessant ist hier der hohe Anteil der Gelenke im Bereich der unteren Extremitäten unter Akzentuierung des Kniegelenkes mit annähernd 33,0%. Darüber hinaus war bei 252 von 564 Rehabilitanden (=44,68%) mehr als ein Gelenk betroffen. Während die Ursache des Gelenkschadens allgemein in einem hohen Prozentsatz posttraumatisch war, zeigte sich für das Hüftgelenk der höchste Wert bei den degenerativen Prozessen. Allein 59,75% basierten auf dem Boden einer präarthrotischen Deformität.

Erstaunlicherweise fanden sich im Beobachtungszeitraum nur 23 Rehabilitanden mit einer Polyarthritis; ein Kollektiv — bedenkt man den hohen Prozentsatz innerhalb der erkrankten Bevölkerung — das als verschwindend gering bezeichnet werden muß. Es soll in diesem Zusammenhang aber besonders drauf hingewiesen werden, daß dieser Personenkreis künftig durch Intensivierung operativer Maßnahmen in Zusammenarbeit mit Internisten und Rheumatologen [18, 19, 30] in weit stärkerem Maße in der Berufsförderung vertreten sein wird. Dies gilt im übrigen auch für die Haemophilie [34, 39], die bislang in zu geringem Umfang einbezogen wurde. Die erweiterten Möglichkeiten in der Ausbildungstechnologie werden es diesen Schwerbehinderten in Zukunft erlauben, eine entsprechende berufliche Qualifikation zu erlangen. Voraussetzung ist u. a. allerdings eine umfassende ärztliche Versorgung während der Ausbildung, da ohne sie nur ein Teilerfolg garantiert, Ausbildungswiederholungen und Ausbildungsabbruch in einem ziemlich hohen Prozentsatz sicher und die in diesen Fällen dringend notwendige Motivationsstabilisierung gerade negativ beeinflußt werden würde.

Die besondere Problematik bei Erkrankungen der Wirbelsäule, wie sie im Schrifttum [17, 26, 48, 49, 53, 57] immer wieder hervorgehoben wird, dokumentiert sich auch in den vorliegenden Untersuchungen. Es geht dabei nicht in erster Linie um Fragen der Begutachtung, um Schwierigkeiten in der Routinediagnostik oder um die Möglichkeiten in der Therapie, sondern vielmehr um die Psychologie der Projektion äußerst variabler Beschwerden im Bereich des Achsenorganes. Das heißt nicht grundsätzlich psychische Faktoren allein zu unterstellen, sondern das psychische Moment *auch* in die Beurteilung der Gesamtsymptomatik einzubeziehen. Immerhin ist nach unseren Erfahrungen der Anteil psychogener Komponenten bei klinisch-funktionell und röntgenologisch negativem Befund derart gravierend, daß im Rahmen der Wirbelsäulendiagnostik prinzipiell neben der exakten Befunderhebung auch die Sozial- und Berufsanamnese überprüft werden sollten. Besonders eindrucksvoll hat sich das bei den Rehabilitan-

den mit einem Morbus Scheuermann [*] gezeigt. Der hohe Prozentsatz an Zuwendungen sämtlicher Fachdienste, insbesondere in den metallverarbeitenden Berufen, führte in den Jahren 1968 bis 1972 zur generellen Überprüfung der Gesamtsituation und zur erweiterten Arbeitserprobung. Damit konnte die Negativquote in der Ausbildung drastisch gesenkt werden. Es darf nicht unerwähnt bleiben, daß der Aufwand in personeller und finanzieller Hinsicht sowie im Hinblick auf die psychische Belastung des Rehabilitanden unnötig ist. Eine exakte Klärung der Gesamtsituation kann bereits im Vorfeld erfolgen. 50% Fehlerquote in der Diagnostik, ganz abgesehen von der nicht ausreichenden Beurteilung für eine berufliche Neuorientierung sind in jedem Falle zu hoch und unterstreichen die unbedingte Notwendigkeit der Einschaltung des Facharztes in allen Fragen der Gesundheitsstörung im Bereich des Haltungs- und Bewegungsapparates.

Eine völlig andere und im Hinblick auf die Prognose und Therapiemöglichkeiten ungünstigere Situation bietet sich beim Morbus Bechterew. 1968–1970 wurden im Berufsförderungswerk 38 Rehabilitanden mit einem derartigen Krankheitsprozeß ausgebildet, wobei die therapeutischen Leistungen und die Bemühungen des Sozialdienstes in erheblichem Umfang notwendig, wegen der krankhaften Veränderungen allerdings auch gerechtfertigt waren. Neben frühzeitiger Diagnostik und rechtzeitiger, fortlaufender Therapie ist bei dieser in vielen Fällen fortschreitenden Erkrankung die berufliche Neuorientierung zügig voranzutreiben; auf der anderen Seite jedoch immer in einer vorausschauenden Beratung, die eine mögliche Progredienz berücksichtigt. Das heißt die berufliche Qualifikation so auszurichten, daß ein Verbleiben in dem erlernten Beruf auch in fortgeschrittenen Krankheitsstadien gewährleistet bleibt.

---

[*] FICHTNER, H. J.: Die Bedeutung des Morbus Scheuermann in der beruflichen Rehabilitation. Wirbelsäule in Forschung und Praxis Bd. 60 (1975).

Im Beobachtungszeitraum wurden 159 Rehabilitanden mit Gliedmaßenamputationen untersucht, wobei 39,62% im Bereich der oberen und 60,38% der unteren Extremitäten betroffen waren. Auch hier erscheint das geringfügige Überwiegen der linksseitigen Werte bei den unteren Extremitäten nicht gravierend und für die berufliche Neuorientierung ohne Bedeutung. Interessant ist allerdings die Tatsache, daß Rehabilitanden mit Amputationen der oberen Gliedmaßen häufiger anspruchsvollere Berufssparten wählen, als diejenigen mit Fuß, Unter- oder Oberschenkelamputationen. Das mag u. a. seinen Grund darin haben, daß diese Rehabilitanden in handwerklichen Berufszweigen (z. B. Hochbau, Straßenbau, Holzverarbeitung) beschäftigt waren, aber auch in der Persönlichkeitsstruktur dieser Personen liegen. Therapeutische Leistungen und notwendige Hilfen des Sozialdienstes waren hier unverhältnismäßig umfangreich. Die Konsequenz — und dies nicht nur aus den systematisch durchgeführten Untersuchungen — bestand in einer prinzipiell vorgeschalteten Arbeitserprobung im Berufsförderungswerk ab 1970, einer Änderung in der Unterrichtsgestaltung unter Einbeziehung einer Überprüfung des Arbeitsplatzes sowie der Überlegung bestimmter Modifikationen im Bereich der metallverarbeitenden Berufssparten.

Mit der Zunahme beruflicher Qualifikationsmöglichkeiten konnten auch für Schwer- und Schwerstbehinderte neue Wege erschlossen werden. Das zeigt sich besonders deutlich für die Mehrfachlähmungen. Entsprechend der industriellen, maschinenorientierten Entwicklung wurde auch die Ausbildung vorwiegend technisiert, so daß gerade für den in seinem Aktionsradius eingeschränkten, aber intellektuell hochbegabten Rehabilitanden berufliche Chancen geboten werden. Die Durchsicht von insgesamt 102 Ausbildungsprogrammen mit 3070 Rehabilitanden ergab in den Jahren 1968 – 1972 einen Anteil von 63 Querschnittlähmungen, entsprechend 2,05%. Diese Lähmungsform wurde insofern herausgegriffen, als sie von der Ausbildung, der Internatsunterbringung und im Hinblick auf die Intensivbetreuung Besonderheiten bietet. Bis 1967 lediglich sporadisch vertreten, ergab sich ab 1968 von Jahr zu Jahr eine ständig

Tabelle 64. Verteilung von 63 Rehabilitanden mit einer Querschnittslähmung in den einzelnen Ausbildungsprogrammen unter Berücksichtigung der Schadenslokalisation (1968 – 1972)

Berufsgruppe	Programm	HWS	BWS	LWS	insgesamt
A	EL		6	3	9
	EM				
	FK				
	M				
B	ET		2		2
	MT		3		3
	BT		1		1
	TK			1	1
	BZ	1	1	2	4
C	IK		5	2	7
	BP		1		1
	BK				
D	DV	10	2	4	16
E	BI		2	1	3
	MI		4	2	6
	BW	4	5	1	10
		15	32	16	63

wachsende Anzahl derartiger Behinderungen, deren Situation in sämtlichen Bereichen Rechnung getragen werden mußte.

Tabelle 64 zeigt die Lokalisation der Schädigung und die Verteilung in einzelnen Ausbildungsprogrammen und Berufsgruppen. Es ergibt sich somit eine Konzentration in den Programmen DV und BW, wobei auch der Anteil in EL im Rahmen der Berufsgruppe A hoch ist. Darüber hinaus sind aber auch bei den Technikern und Teilkonstrukteuren (B) wie in den kaufmännischen Berufssparten (C) eine nicht unerhebliche Zahl vertreten. Ausgespart sind dagegen die metallverarbeitenden Berufe (siehe EM, FK, M der Gruppe A).

Mit dem Abschluß der Berufsausbildung sollten diese Rehabilitanden allerdings nicht aus der Verantwortung der Fachdienste entlassen werden. Häuslicher Bereich, Arbeitsplatz und — im Falle einer Vielfachschädigung — die Regelung notwendiger personeller Hilfen müssen in jedem Falle vor Beginn einer neuen beruflichen Tätigkeit geklärt sein. Hier ergibt sich die Möglichkeit der direkten Einflußnahme oder auch der umfassenden Information an die entsprechenden Fachdienste des Heimatortes. Dies gilt in gleicher Weise für Rehabilitanden mit einer Multiplen Sklerose oder einer Muskeldystrophie, deren Anteil zur Zeit noch nicht bedeutend ist, aber künftig im Rahmen der Berufsförderung zunehmend sichtbar werden wird.

Gleichfalls aus der Gruppe der Lähmungen sind die Rehabilitanden mit einer Armplexusschädigung hervorzuheben. Und zwar lagen hier die Mängel in einer keinesfalls ausreichenden medizinischen Behandlung und Betreuung. Aus diesem Grunde war die berufliche Neuorientierung in vielen Fällen erheblich eingeschränkt, so daß der eventuell mögliche Qualifikationsgrad für einen neuen Beruf nicht immer erreicht werden konnte. In der Zeit von 1968 – 1970 wurden an insgesamt 36 Rehabilitanden mit einer Armplexuslähmung 28 Nachuntersuchungen durchgeführt. Es handelte sich ausschließlich um männliche Ausbildungsteilnehmer im Alter zwischen 18 und 30 Jahren, mit Schwerpunkt im dritten Lebensjahrzehnt (⅔ der Fälle). Die Unfallursache, der in der überwiegenden Mehrzahl zumeist als Arbeiter in handwerklichen Berufen beschäftigten Rehabilitanden, bestand in einer Kollision mit dem Motorrad. Nur etwa die Hälfte wurde wegen der Armplexusschädigung am Unfalltag, die übrigen erst 1 – 2 Wochen danach behandelt. Der hohe Prozentsatz zusätzlicher Schäden (Kopf und Körperstamm) könnte hier zu der Annahme verleiten, daß lebenserhaltende Maßnahmen in den ersten Behandlungstagen im Vordergrund gestanden haben. Dem muß insofern widersprochen werden, als die Übersicht der durchgeführten Therapie innerhalb der ersten beiden Jahre nach dem Unfallereignis bei allen Rehabilitanden als völlig unzureichend angesehen werden muß, und insbesondere der Facharzt für Orthopädie lediglich in sechs (!) Fällen — und dies auch erst im zweiten Jahr nach dem Unfall — hinzugezogen wurde. Darüber hinaus wird aber deutlich, daß das Interesse in diagnostisch-therapeutischer Hinsicht bereits nach 6 Monaten in einem kaum zu vertretenden Umfang abnahm. Zudem ist erstaunlich, daß der Zeitraum zwischen dem Unfallereignis und dem Beginn einer Berufsausbildung in den weitaus meisten Fällen drei und mehr Jahre betrug. Ein ähnliches Bild ergibt sich aus den Hinweisen der letztmalig durchgeführten Behandlung vor Ausbildungsbeginn.

Aus diesen Gründen mußten während der Ausbildung diagnostische und therapeutische Leistungen erbracht werden, wie sie bei regelrechter Versorgung im Vorfeld beruflicher Rehabilitation in dem Umfang *nicht* notwendig gewesen wären. Allein bei 21 Rehabilitanden mußte die medizinische Versorgung während bzw. nach Abschluß der Ausbildung geplant und durchgeführt werden. Fast alle Ausbildungsteilnehmer waren zunächst gegen eine Intensivierung der Behandlung, in Sonderheit wenn operative Maßnahmen vorgeschlagen wurden, weil sie sich nach der Zeit des langen Wartens nun ausschließlich der Berufsausbildung zuwen-

den wollten. Es wird daraus ersichtlich, daß
selbst die Möglichkeit umfassender medizinischer Versorgung bei einer derartigen Argumentation nicht genutzt werden kann, um
das nachzuholen, was im Vorfeld versäumt
wurde. Auch hier bestand die Konsequenz
für die Arbeit im Berufsförderungswerk darin, Rehabilitanden mit einer Armplexusläsion generell in die Arbeitserprobung zu
nehmen, um auf diesem Wege als Regulativ
wirken zu können. In jedem Falle konnte in
den Ausbildungsprogrammen durch Überprüfung der Gesamtsituation auf medizinischem wie beruflichem Sektor Wesentliches
verbessert werden. Jeder Rehabilitand mit
einer derartigen Behinderung wird laufend
kontrolliert und durch ein Team (Facharzt,
Krankengymnastin, Rehabilitationsberater)
betreut, so daß eine größtmögliche Garantie
im Rahmen der Gesamtversorgung gegeben
ist.

Die Versorgung mit apparativen und technischen Hilfsmitteln nimmt im Rahmen der
Berufsausbildung zwangsläufig einen breiten
Raum ein. Und dies nicht nur wegen des hohen Prozentsatzes orthopädischer Behinderungen. Grundsätzlich kommen drei Bereiche in Frage, in denen — sowohl in der
Ausbildung wie später im Erwerbsleben —
Hilfen erforderlich sind. Es betrifft dies den
medizinischen Sektor (Prothesen, Orthesen,
orthopädisches Schuhwerk), den Arbeitsplatz (Handwerkszeug, Arbeitsplatzgestaltung) und den häuslichen Bereich (stufenlose
Begehbarkeit, Raumgestaltung, sanitäre Anlagen). Dabei handelt es sich in allen Fällen
um eine sehr individuell ausgerichtete Versorgung, die prinzipiell der jeweiligen Behinderung angepaßt sein muß.

Während die Versorgung mit orthopädischen Hilfsmitteln und die Probleme in der
Gestaltung des Ausbildungsplatzes den Gegebenheiten außerhalb des Berufsförderungswerkes vergleichbar sind, bestanden
die Hilfen im Internatsbereich nicht so sehr
in einer neuen Raumgestaltung, sondern
vielmehr in einer durch die Behinderung
und Persönlichkeitsstruktur bedingten Notwendigkeit, Besonderheiten in der Internats-

belegung zu berücksichtigen. Darüber hinaus sind die Bemühungen aber gerade auf
diesem Sektor in der nachsorgenden Betreuung verstärkt worden, weil sich gezeigt hat,
welche Bedeutung der häuslichen Atmosphäre zukommt.

Diese Dinge erst nach Abschluß der Ausbildung zu planen, würde eine wesentliche Verzögerung der Integration des Behinderten
bedeuten und das bisher Erreichte in Frage
stellen. Ähnlich ist die Problemstellung auch
bei der Arbeitsplatzgestaltung, so daß bereits
im Vorfeld erste Überlegungen, gegebenenfalls auch konkrete Planungen, erfolgen sollten.

Der körperliche Einsatz in Spiel und Wettkampf ist so alt wie die Menschheit, wobei in
unserer industriellen, leistungsbezogenen
Gesellschaft eine Akzentverschiebung von
kultischen Motivationselementen in der Vergangenheit, zu nationalen und politischen in
der Gegenwart offensichtlich ist. Der Leistungssport erlebte seine Renaissance vor
nunmehr eineinhalb Jahrhunderten und gab
Impulse zur Erneuerung der Olympischen
Spiele im Jahre 1896. Das Streben nach Leistung und Rekorden scheint das wesentliche
Merkmal des Sports, das wir in diesem Punkt
— in mancherlei Hinsicht sogar überspitzt —
in den Leistungsprinzipien unserer Gesellschaft wiederfinden. Der Sport hat sich allerdings nicht nur in leistungsspezifischer Richtung entwickelt, sondern auch in die Breite.
Das wiederum kam der Medizin mit ihren
vielfältigen Aufgaben in Prävention und Rehabilitation zugute. Nach der Definition der
heutigen Sportmedizin handelt es sich um
„das Bemühen der theoretischen und praktischen Medizin, den Einfluß von Übung,
Training, Sport sowie den von Bewegungsmangel auf den gesunden und kranken Menschen männlichen wie weiblichen Geschlechts jeder Altersstufe zu analysieren
und die Befunde der Prävention, Therapie
und Rehabilitation sowie dem Sport selbst
zugänglich zu machen" [22]. Trotz dieser
wichtigen und interessanten Problem- und
Aufgabenstellung ist es jedoch weder im
Hochleistungssport noch im Behinderten-

sport zu einer allgemein gültigen und einheitlichen Handhabung, Auswertung und Anwendung der bisherigen Forschungsergebnisse gekommen. Der Behindertensport wird zumeist im klinischen Bereich durchgeführt oder ist an regionale Verbände gekoppelt, so daß eine Kontinuität während des Phasenablaufes umfassender rehabilitativer Bemühungen oftmals nicht gegeben ist. Das kann im Einzelfall eine größere Unterbrechung oder sogar einen endgültigen Abbruch gezielter sportlicher Betätigung bedeuten. Das Berufsförderungswerk Heidelberg hat die Notwendigkeit des Behindertensports speziell für die Phase beruflicher Qualifikation erkannt und mit der Errichtung eines Sportzentrums dem Rechnung getragen.

Damit war ein weiteres, wesentliches Moment in die Gesamtbemühungen einbezogen!

Abgesehen von den allgemein bekannten, positiven Auswirkungen physischer und psychischer Faktoren, verbindet sich mit dem Behindertensport selbstverständlich auch ein therapeutisches Anliegen. Aufgrund der Mischung verschiedener Behinderungsarten und des sehr unterschiedlichen Alters mußte ein Sportprogramm angeboten werden, das zunächst diesen beiden Komponenten Rechnung trug. Da eine Trennung in Altersgruppen und Behinderungsarten nicht möglich, darüber hinaus aber auch nicht sinnvoll war (Beeinflussung älterer Rehabilitanden wie der sportlich nicht-trainierten und „Außenseiter"), mußte das Angebot der möglichen gemeinsamen Leistung angepaßt werden. Nach entsprechender Voruntersuchung zur Festlegung der Leistungsgrenze ergab sich eine Skala in vier Stufen. Bei 1983 Rehabilitanden betrug der Anteil in der Stufe I (keine Einschränkung) 16,54%, Stufe II (Auslassung physisch belastender Spiele mit ausgesprochenem Wettkampfcharakter) 32,62% und Stufe III (Physiotherapie) 35,41%. Nicht am Sport teilnehmen konnten dagegen 15,43%. Hier wurde eine gezielte physiotherapeutische und/oder physikalische Einzelbehandlung durchgeführt. Darüber hinaus

wurde auf eine weitgehend individuelle Betreuung Wert gelegt, die Einzelwünsche und besondere, behinderungsspezifische Auswirkungen berücksichtigte. Das bedeutete Modifikationen des bisherigen Ablaufes in immer größerem Umfang einzuführen und Therapieeinheiten vermehrt einzuplanen. Des weiteren kam man dieser Notwendigkeit durch Verlängerung der Ausbildungszeit und größere Erholungsphasen im Unterrichtsablauf entgegen.

Die Zunahme schwerer und schwerster Mobilitätseinbußen wird künftig die ausbildungsbegleitende Leistung erheblich beeinflussen, so daß der Ausbau entsprechender Abteilungen und ein verstärkter personeller Einsatz zwangsläufig sind.

Die größtmögliche Garantie für eine sinnvolle berufliche Integration bietet sich in der gemeinsamen Planung, die grundsätzlich durch medizinische, psychologische und berufsbezogene Fachdienste erfolgen sollte. Die Erfahrungen während der Ausbildung haben gezeigt, daß diese notwendigen Voraussetzungen nicht immer gegeben sind.

Das Berufsförderungswerk verfügt über eine eigene Abteilung für Berufsfindung und praktische Arbeitserprobung, die zwei wesentliche Funktionen hat:

1. Berufsfindung bei behinderten Erwachsenen, die noch in stationärer oder ambulanter Behandlung stehen oder bereits aus der medizinischen Betreuung entlassen wurden.

2. Berufsfindung mit eventuell verlängerter, praktischer Arbeitserprobung bei behinderten Erwachsenen, die in einem auswärts vorgeschlagenen und im Berufsförderungswerk begonnenen Ausbildungsprogramm unter- oder überfordert sind bzw. aus anderen Gründen den Ausbildungsmodus ändern müssen.

Somit sind Regulations- und Steuerungsmöglichkeiten im Vorfeld wie auch während einer Berufsausbildung gegeben. Interessanterweise werden dabei unabhängig voneinander in den einzelnen Fachdiensten die echten Problemfälle sehr schnell erkannt.

Und zwar sind es häufig Rehabilitanden, die aufgrund vorliegender Informationen als zunächst ‚unkompliziert' erscheinen. Soweit es z. B. psychische Alterationen auf dem Boden einer hirnorganischen Störung betrifft, ist die Darstellung der Gesamtproblematik auch bei lückenloser Information äußerst schwierig. Anders verhält es sich dagegen bei scheinbar geklärtem Organprozeß, wie er z. B. bei degenerativen Veränderungen des Achsenorganes objektivierbar ist, wo sich die wirkliche Problemstellung auf einer völlig anderen Ebene abspielen kann und einer umfassenden Klärung bedarf. Hier, so scheint es, werden die Dinge oftmals in sehr großzügiger Weise vereinfacht und gehen am Kern der eigentlichen Problematik vorbei. Die in den vorangegangenen Kapiteln dargestellte Situation bei verschiedenen Krankheitsbildern hat dies besonders deutlich werden lassen.

Ohne Frage stehen wir heute erst am Beginn einer Entwicklung unserer Kenntnisse in der Erfassung physiologischer Mechanismen und psychischer Reaktionen bei der Körperbehinderung. Trotzdem ist im Einzelfall durch Ausnutzung des uns zur Verfügung stehenden Rüstzeuges weit mehr erreichbar, sofern man bereit ist, die Spielregeln der Information, Kooperation und Koordination zu akzeptieren.

4.2. Aspekte künftiger Planungen für den Ablauf eines umfassenden Rehabilitationsverfahrens

Wenn man heute bei den Maßnahmen umfassender Rehabilitation an einen einheitlichen Vorgang mit zum Teil parallel verlaufenden Bemühungen denkt, so ergibt sich zumindest in der Praxis aus systematischen Erwägungen und aus gesetzgeberischen Bedürfnissen heraus eine Staffelung in drei Bereiche. Der erste betrifft den Zeitraum von der medizinischen (Akut-)Versorgung bis zur weitgehenden Wiederherstellung, der zweite die Phase der beruflichen Neuorientierung und der dritte den Abschnitt der Integration. Die Gefährlichkeit einer derartigen Trennung liegt auf der Hand, die Notwendigkeit, aus dieser Sicht ein Konzept für die umfassende Rehabilitationsarbeit zu skizzieren, gleichfalls. Ist man von der Präsenz medizinischer, beruflicher und sozialer Fachdienste als Basis der Bemühungen in der Rehabilitation Behinderter überzeugt, so bedarf es keiner Erörterungen, daß sie alle — wenn auch mit bestimmter Akzentverschiebung im Phasenablauf — von Beginn an gemeinsam zur Verfügung stehen müssen. Da die Kontinuität des ersten (!) Teams ‚Rehabilitand – Arzt – Berufsberater – Sozialarbeiter' niemals gewährleistet sein wird, ist der einzelne Rehabilitand auf einen sich ständig ändernden Personenkreis in wechselnden Institutionen angewiesen. Die Zusammenarbeit dieser Personen und Institutionen bestimmt den Ablauf geplanter Maßnahmen, wobei grundsätzlich spezielle Voraussetzungen erfüllt sein müssen:

1. Die *Diagnostik* ist zentral durchzuführen. Die Deklaration in Grund- und Nebenleiden hat unter Berücksichtigung sämtlicher Facharztbefunde zu erfolgen. Eventuell neu hinzukommende Erkrankungen sind der vorliegenden Dokumentation zuzuordnen.

2. Die *Therapie* ist nach modernen Erkenntnissen medizinischer Forschung durchzuführen, das Ergebnis zu kontrollieren, der Gesamtverlauf zu dokumentieren.

3. Die *Berufsfindung* hat aufgrund der vorliegenden Eignung und Neigung eine Skala von Möglichkeiten qualifizierter Ausbildung zu erstellen und eine praktische Erprobung durchzuführen. Die Beurteilung ist zu kontrollieren, falls das Intervall zwischen der Berufsfindungsmaßnahme und dem Beginn einer Ausbildung mehr als 12 Monate beträgt. Das Ergebnis ist jeweils zu dokumentieren.

4. Die *Ausbildung* hat nach modernen Gesichtspunkten, die in Sonderheit den Grad der Behinderungsauswirkung berücksichtigt, zu erfolgen. Der Ausbildungsgang und das Abschlußergebnis sind zu dokumentieren.

5. Die *Integration* ist nur dann möglich, wenn die Planung eingehalten, das Erreichte

gesichert und ausgebaut wird. Das bedeutet in jedem Fall eine umfassende Betreuung, die insbesondere ihren Schwerpunkt auch in nachsorgenden Maßnahmen hat. Der Verlauf ist gleichfalls zu dokumentieren.

6. Die *Information* als Basis gemeinsamer Arbeit hat umfassend, schnell und auf dem kürzesten Wege zu erfolgen.

7. Die *Gesamtdokumentation* muß von allen an der Rehabilitationsplanung beteiligten Institutionen jederzeit abrufbar sein!

Wenn die Probleme der Information und Dokumentation in den Vordergrund gestellt werden, so hängt dies mit den Erfahrungen in der Praxis zusammen. Es hat sich allzu oft gezeigt, daß durch die Eigenständigkeit der Fachdienste im Vorfeld beruflicher Rehabilitation und in der Nachsorge Informations- und Dokumentationslücken entstanden, die u. a. als Folge einer nicht durchgehenden Beziehung zum Rehabilitationsverlauf anzusehen sind. Und diese Beziehungslosigkeit ist in zahlreichen Fällen der Grund einer zwar nicht gewollten, aber faktisch bestehenden Trennung der Bereiche. Der Abbau eines derartigen „Systems" sollte demnach in verstärktem Maße angestrebt werden, damit die Effizienz der Bemühungen im Einzelfall und darüber hinaus ganz allgemein erhöht wird. Es gibt eine ganze Reihe von Modellvorstellungen, wie der Ablauf einer Rehabilitationsmaßnahme vollzogen werden kann. Sie alle haben ihre Nachteile, die zumeist in einer großen Vereinfachung oder überspitzten Differenziertheit begründet sind. Es wird wahrscheinlich auch in Zukunft nicht gelingen, einen allgemein gültigen Plan umfassender Rehabilitation zu erstellen, der in jedem Einzelfall anwendbar ist. Die derzeitigen Mängel könnten jedoch auf ein Mindestmaß reduziert werden, wenn alleine die in Punkt 1 – 7 (Seite 54/55) skizzierten Hinweise eingehalten würden. Sie sind als unumgängliche Konsequenz einer seit Jahren im Rahmen rehabilitationsmedizinischer Tätigkeit andauernden Kritik zu verstehen und bilden ein Gerüst prinzipieller Voraussetzungen!

Da die zentrale Erfassung, Steuerung und Überwachung einer Rehabilitationsmaßnahme notwendig ist, wäre zu überlegen, welche Institutionen für eine derartige Aufgabe in Frage kommen. Bisher, und das liegt in der Natur der Sache, findet sich das umfangreichste Dokumentationsmaterial bei dem jeweils zuständigen *Kostenträger,* wobei allerdings die Zuständigkeit finanzieller Leistung wechseln kann. Während in der überwiegenden Mehrzahl für die medizinische Wiederherstellung gesetzliche Krankenversicherungsträger verantwortlich sind, hat u. a. die Rentenversicherung oder die Arbeitsverwaltung für Kosten beruflicher Eingliederungsmaßnahmen aufzukommen. Eine ausschließliche Kostenübernahme ist darüber hinaus allerdings auch durch den Rentenversicherungsträger, die Berufsgenossenschaften, Privat- oder Haftpflichtversicherungen möglich. Als zweites kommt das zuständige *Gesundheitsamt* in Frage, das während einer Rehabilitationsmaßnahme eingeschaltet sein kann. Und drittens wird der jeweilige *Hausarzt* (bzw. *Facharzt/-Klinik*) mit dem Ablauf kontinuierlich befaßt sein. Für die medizinische Tätigkeit im Rahmen beruflicher Rehabilitation ist der ständige Kontakt zu diesen Institutionen von besonderer Bedeutung. Es müßte daher möglich sein, das Informations- und Dokumentationssystem derart zu gestalten, daß das Ergebnis rehabilitativer Bemühungen spürbar verbessert wird.

Die Abbildung 4 ist das Muster einer „*Leitkarte"* (LK – rot), die in jeder der genannten Institutionen bei Einleitung einer Rehabilitationsmaßnahme angelegt und entsprechend ergänzt werden kann. Im Durchschriftverfahren können auf einem „*Informationsbogen"* (IB – weiß, s. Abb. 5) die eingetragenen Mitteilungen weitergeleitet werden, so daß jederzeit eine Dokumentation verfügbar wäre.
Während im Vorfeld beruflicher Rehabilitation der Informationsaustausch zwischen

a) Hausarzt (Facharzt/-Klinik, Werksarzt)
b) Krankenkasse (evtl. Gesamtkostenträger)
c) Gesundheitsamt

Leitkarte

NAME: VORNAME: PKZ:
ANSCHRIFT:
KRANKENKASSE:
REHABILITATIONS-KOSTENTRÄGER:

MEDIZINISCHER BEREICH

DATUM DIAGNOSE(N)
       GRUNDLEIDEN

       NEBENLEIDEN

       BEHANDLUNG
       KONSERVATIV

       HILFSMITTEL
       VERSORGUNG

       OPERATIV

BERUFLICHE SITUATION

DATUM ARBEITSSCHICKSAL
       ERLERNTER BERUF
       BISHER AUSGEÜBT

       BERUFLICHE NEUORIENTIERUNG
       UMSETZUNG
       ANLERNUNG
       EINARBEITUNG
       AUSBILDUNG IN:
                   ZUM:
       VERMITTELT IN:
                   ALS:

INFORMATION AN:

Abb. 4. Muster einer „Leitkarte" (rot)

An

____

____

_______________________________   ORT – DATUM

BETR.: – I N F O R M A T I O N –

     NAME: VORNAME: PKZ:
     ANSCHRIFT:
     KRANKENKASSE:
     REHABILITATIONS-KOSTENTRÄGER:

GRÜNDE DER INFORMATION ___________________________________

____

____

____

VORSCHLÄGE ZUR VERANLASSUNG VON ___________________________

____

____

BEMERKUNGEN ____

____

____

____
STEMPEL / UNTERSCHRIFT

NACHRICHTLICH AN:

____

____

____

Abb. 5. Muster eines „INFORMATIONSBOGENS" (weiß)

d) Arbeitsamt
erfolgen müßte, käme im Falle einer Berufsausbildung die zuständige
e) Ausbildungseinrichtung (Berufsförderungswerk)
hinzu. Diese wiederum wird bereits während
und nach Abschluß der Ausbildung der
Hauptinformand der Institutionen a – d.

Soweit einzelne Institutionen über eine
EDV-Anlage mit Klarschriftleser verfügen
und über diese entsprechende Informationen
ausdrucken lassen und weitergeben, mögen
„Leitkarte“ und „Informationsbogen“ unnötig erscheinen. Zur Zeit besteht allerdings
kein derartiges Informations- und Doku-
mentationsnetz, das auch nur annähernd den
Bedürfnissen gerecht wird. Allein das Vorliegen einer „Leitkarte“ mit fortlaufenden Er-
gänzungsangaben aus den „Informationsbö-
gen“ könnte die Arbeit der Berufsfindung
und zu Beginn einer Berufsausbildung wesentlich erleichtern und vereinfachen. Wenn
man bedenkt, daß heute sowohl für die Berufsfindung und praktische Arbeitserprobung als auch bei Ausbildungsbeginn mehr
als 50% (!) der ärztlichen Unterlagen ergänzt

werden müssen, so ist das künftig nicht mehr
vertretbar. Die im Vorfeld schwerpunktmä-
ßig vertretene Planung muß daher bei Beginn einer Berufsausbildung (weitgehend)
abgeschlossen sein. Informations- und Do-
kumentationsversäumnisse bedeuten Verzö-
gerungen im Rehabilitationsablauf, finanzielle Einbußen für den Kostenträger und
psychische Belastungen für den Rehabilitand, die vermeidbar sind! Das Interesse an
einem nahtlosen, zügigen Gesamtverlauf
dürfte demnach bei allen an der Rehabilitation Beteiligten bestehen. Es ist nicht einzu-
sehen, warum trotzdem schwerwiegende
„Pannen“ auftreten, die durch oftmals mini-
male Korrekturen hätten vermieden werden
können.
Es soll allerdings nicht unerwähnt bleiben,
daß gerade in den vergangenen Jahren
durch die Initiative einzelner Persönlich-
keiten mehr erreicht wurde, als es die einfa-
che Ausführung einer im Grunde guten
Konzeption allein vermocht hätte. Auch in
Zukunft wird es weitgehend von dem persönlichen Einsatz abhängen, eine Entwicklung voranzutreiben, die für den einzelnen
und unsere Gesellschaft lebensnotwendig ist.

Zusammenfassung

Erkrankungen des Haltungs- und Bewegungsapparates stehen heute in der ärztlichen Praxis, in klinischen Institutionen und Rehabilitationszentren deutlich im Vordergrund. Der Anteil rehabilitationsmedizinisch orientierter Bemühungen ist dementsprechend hoch, die Notwendigkeit interdisziplinärer und interfakultativer Zusammenarbeit unumgänglich.

Das Berufsförderungswerk der *Stiftung Rehabilitation* Heidelberg als Modelleinrichtung für die berufliche Rehabilitation behinderter Erwachsener hat in den vergangenen 1½ Jahrzehnten gerade auch bei orthopädisch-traumatologischen Schäden einen erheblichen Anstieg registriert und mit Bereitstellung umfassender Hilfen in der medizinischen Versorgung und auf dem Sektor moderner Ausbildungstechnologie verstärkt Rechnung getragen.

Bei 102 Ausbildungsprogrammen mit insgesamt 3070 Rehabilitanden wird die Situation der beruflichen Rehabilitation dargestellt, wobei die Aufschlüsselung einzelne Behinderungsarten, Schadenseintritt und -folgen, Standort in der Ausbildung, besondere Problemstellung und Rehabilitationsprognose aufzeigt. Darüber hinaus werden Umfang und Qualität notwendiger Hilfen, personeller und technischer Art, und Mindestvoraussetzungen für die gemeinsame Arbeit medizinischer, beruflicher und sozialer Fachdienste programmatisch aufgeführt.

Summary

Sickness of the apparatus of carriage and motion is at the present time distinctly at the focus of attention in medical practice, in clinical institutions, and in rehabilitation centers. As a result rehabilitative medical efforts are very great and the necessity for interdisciplinary and interoptional co-operation is indispensable.

The rehabilitation center in Heidelberg, as a model institution for the professional rehabilitation of handicapped adults has a considerable increase in the number of patients with orthopedic-traumatic injuries during the last 15 years and has provided comprehensive support in medical care and in modern educational technology.

The situation of the professional rehabilitation is presented by 3070 retrainees in 102 educational programs. Information on different types of injuries, cause and consequences of injury, place of education, special problems, and prognosis of rehabilitation of these retrainees is given. The extent and quality of necessary aids, of a personnel and technical kind, and the minimum conditions for the co-operation of medical, professional, and social facilities are also represented in a program.

Nachwort

Die Untersuchungen der Jahre 1968 – 1972 wurden im Hinblick auf globale Entwicklungstendenzen ergänzt. Insbesondere wurden die Probleme amputierter Rehabilitanden untersucht (1972/73) [1] und Fragen spezieller Wirbelsäulenschädigung unter Berücksichtigung des Morbus Scheuermann bearbeitet (1973/74) [2].

Es besteht wohl kein Zweifel, daß dem ständigen Wandel in der Rehabilitation — und hier ist an vielfältige Faktoren, z. B. die Eigenheit der Einzelpersönlichkeit, besondere Auswirkungen der Behinderung, Umstrukturierungen im Wirtschaftsbereich, besonderes Gesellschaftsverhalten im Berufsraum, im familiären Bereich oder auch in der Freizeit gedacht — eine kontinuierliche Flexibilität in der Handhabung bestimmter Methoden und Techniken entgegenzusetzen ist. Immer wieder sind Möglichkeiten der Anpassung an neue Gegebenheiten erforderlich und entsprechende Voraussetzungen für eine Umorientierung zu schaffen.

Im Berufsförderungswerk der *Stiftung Rehabilitation* Heidelberg waren im vergangenen Jahrzehnt in verschiedenen Bereichen Anpassungen notwendig. Mit Ausweitungen bestehender Fachdienste, Ergänzungen in Teilbereichen oder auch in der Errichtung völlig neuer Angebote waren die Bemühungen um eine sinnvolle Integration des Behinderten von einer stets fundierten Basis getragen. Es war also nicht zu erwarten, daß die Jahre 1972 – 74 eine Änderung in der Gesamtkonzeption der Stiftung Rehabilitation hätten ergeben können.

Insofern sind auch die Angaben der vorliegenden Arbeit mit Ergebnissen aus den Jahren 1968 – 1972 in keinem Punkt revisionsbedürftig. Ausbildungssituation, spezifische Auswirkungen durch die Eigenart einer Behinderung, die Internatssituation oder auch die Möglichkeiten der Kommunikation des Behinderten mit dem Behinderten oder mit der Umwelt ganz allgemein betreffen zwar immer wieder andere Personen und werden oft in einer neuen Umgebung unter besonderen atmosphärischen Bedingungen zur Tagesproblematik, berühren aber grundsätzlich die Einhaltung einer wohldurchdachten und in allen Punkten positiven Gesamtkonzeption nicht.

Die Fortsetzung der Untersuchungen in den Jahren 1972 und 1973/74 hat erneut gezeigt, daß die kontinuierliche Auseinandersetzung mit allen Fragen der Behinderung und der behinderten Persönlichkeit im Rehabilitations-Gesamtverlauf von ganz entscheidender Bedeutung ist, da das Verständnis für den in seiner Aktion eingeengten Menschen stets von neuem erarbeitet werden muß. Verständnis, das bestimmte Vorgänge nur nachzuempfinden, aber nicht nachzuvollziehen vermag, das aber befähigen muß, Voraussetzungen zu schaffen für den, dessen Möglichkeiten zu gering sind.

Rehabilitationsorientierte Medizin ist deshalb mehr als die korrekte Ausübung bestimmter Techniken klassischer Medizin. Sie stellt sich zusammen mit allen in der Rehabilitation Tätigen neben den behinderten Menschen. Sie befähigt diesen Menschen,

------

[1] Die Situation des Amputierten in der beruflichen Rehabilitation. Dissertation, Heidelberg 1974

[2] Die Bedeutung des Morbus Scheuermann in der beruflichen Rehabilitation. Die Wirbelsäule in Forschung und Praxis, 1975

Eigenleistung zu erbringen, sie unterstützt, wo es gilt, Reserven zu mobilisieren, und sie versucht, das zu ersetzen, was verlorengegangen ist.

Rehabilitationsmedizin ist nicht etwas grundsätzlich Neues, neu sind lediglich einige Gegebenheiten, auf die wir uns einstellen müssen.

Die vorliegende Arbeit ist während der orthopädischen und sportärztlichen Tätigkeit in den Jahren 1968 – 1972 im Berufsförderungswerk der Stiftung Rehabilitation Heidelberg entstanden.

Den Herren Professor Cotta, Dr. Jenning und Direktor Boll fühle ich mich für tatkräftige Unterstützung zu Dank verpflichtet. Darüber hinaus darf ich an dieser Stelle den Mitarbeitern der Fachdienste des Berufsförderungswerkes meine besondere Dankbarkeit für Anregungen zu dieser Arbeit aussprechen.

Die vorgelegten Untersuchungen waren gleichzeitig Anlaß zur Klärung weitreichender Probleme im Rahmen beruflicher Rehabilitation, wobei 1973 – 75 Arbeiten über spezielle Fragen Amputierter und Wirbelsäulengeschädigter abgeschlossen werden konnten.

Literatur

1. ANDRIESSEN, P.: Die Einstellung der Eltern zu ihrem behinderten Kind — Probleme der Elternberatung. Landarzt 16, 793 – 797 (1968).
2. AURNHAMMER, H., KUNTZE, N.: Voraussetzungen und Möglichkeiten der Arbeit mit dissozialen Jugendlichen. Dissertation 1971. Inst. f. Sonderpädagogik Reutlingen.
3. BETTE, H.: Statistische Untersuchungen an 100 Querschnittgelähmten in den Häusern der Josephgesellschaft. Rehabilitation 1, 29 – 31 (1969).
4. BLÄSIG, W., SCHOMBURG, E.: Das Dysmelie-Kind. Schriftenreihe a. d. Gebiet des öffentlichen Gesundheitswesens 22 (1966).
5. BLÄSIG, W., SCHOMBURG, E.: Das zerebralparetische Kind. Schriftenreihe a. d. Gebiet des öffentlichen Gesundheitswesens 25 (1968).
6. BLÄSIG, W., SCHOMBURG, E.: Das unfallgeschädigte Kind. Schriftenreihe a. d. Gebiet des öffentlichen Gesundheitswesens 30 (1971).
7. BOLL, W.: Wandel in Methodik und Ziel der beruflichen Rehabilitation. In: Heidelberger Rehabilitations-Kongreß, 91 – 102 (1968).
8. BOLL, W.: Auftrag und Gestaltung der beruflichen Erwachsenenbildung. Vortragsmanuskript anläßlich der Eröffnung des BFW-Essen, 12 – 14 (1970).
9. BORDEL, R.: Neue Wege der beruflichen Erwachsenenbildung. In: Rehabilitation durch die Rentenversicherung, 77 – 90 (1971).
10. v. BRACKEN, H.: Mehrfachbehinderungen als heilpädagogische Aufgabe. In: Vernachlässigte Kinder (STUTTE, v. BRACKEN, Hrsg.), (1969).
11. BUCHBINDER, D.: Einsatz elektronischer Datenverarbeitungsanlagen bei Vorsorgeuntersuchungen. Münch. med. Wschr. 1493 – 1495 (1970).
12. DONAT, K.: Diskussionsbeitrag zum Thema: Kranksein in seiner organischen und psychischen Dimension. Wiss. Dienst „ROCHE"-Hamburg, 57 – 64 (1968).
13. DUHM, E.: Die Entwicklung von Kindern mit infantilen Zerebralparesen und anderen motorischen Behinderungen. Neue Sammlung 4, 368 – 376 (1968 a).
14. DUHM, E.: Auswirkungen früherworbener Hirnschäden auf die geistige Entwicklung und
15. GAETTENS-KÜTHMANN, E.: Angewandte Sozialmedizin. Erfahrungen mit einer Rehabilitationsambulanz. Ther. d. Gegenw. 6, 838 – 860 (1971).
16. GERCKE, W.: Vor- und Nachbehandlung des Rehabilitations-Patienten durch den Arzt in freier Praxis. Physik. Med. Rehab. 4, 81 – 85 (1971).
17. GLOGOWSKI, G.: Die Scheuermann'sche Erkrankung im Aspekt der Jugend-Arbeitsschutz- und Wehrmedizin. Orthop. Prax. 1/VII, 19 – 21 (1971).
18. GSCHWEND, N.: Die rheumatische Deformität. Orthop. Prax. 6/V, 235 – 238 (1969).
19. HAIMOVICI, N.: Die Synovektomie im Spätstadium der rheumatischen Arthritis des Kniegelenkes. Orthop. Prax. 6/V, 222 – 228 (1969).
20. HITTMAIR, A. M.: Arbeit und Erholung. Prophylaxe (Heidelberg) 9, 169 – 174 (1970).
21. HOEFER, G.: Rehabilitation und Motivation. Rehabilitation 3, 146 – 148 (1970).
22. HOLLMANN, W.: Leistungsgesellschaft und ihr sportliches Äquivalent. Med. Trib. 4, 9 (1971).
23. HÜTTNER, I., HÜTTNER, H.: Die Motivation des Gesundheitsverhaltens. Z. ärztl. Fortbild. (Jena) 64, 561 – 565 (1970).
24. JACOB, W.: Rehabilitationsmedizin und wissenschaftliche Forschung. Vortrag anläßlich der 2. Sitzung des Forschungskreises „Rehabilitationsmedizin", Heidelberg 30. 4. 1971. Vortragsmanuskript, 1 – 20.
25. JENNING, A., SCHOLZ, J. F.: Arbeitsbedingungen und Leistungsanforderungen in den Ausbildungsberufen des Berufsförderungswerkes Heidelberg. Sonderbeilage ASA 5/70.
26. JENTSCHURA, G.: Probleme des Scheuermann-Rundrückens. Orthop. Prax. 1/VII, 8 (1971).
27. JORES, A.: Wohlstand und Krankheit aus der Sicht des Klinikers. Schriftenreihe d. Bayer. Landesärztekammer 6, 298 – 306 (1966).
28. JOSENHANS, G., STRAUBE, W.: Über das Verhalten von Rheumatikern. Wiss.-Dienst „ROCHE"-Hamburg, 227 – 229 (1968).
29. v. KEREKJARTO, M.: Zur Persönlichkeitsstruktur des Rheumatikers. Wiss.-Dienst „ROCHE"-Wiesbaden, 179 – 187 (1969).

30. Laine, V., Vainio, K.: Frühsynovektomie bei primär chronischer Polyarthritis. Acta rheum. Doc. GEIGY 25 (1969).

31. Marquardt, E.: Ganzheitsbehandlung der Dysmelie-Kinder. Umschau in Wissenschaft und Technik 18, 591 – 597 (1967).

32. Marquardt, E.: Frühversorgungen von Amputationen der oberen Extremitäten. Orthop. Techn. 7, 171 – 177 (1970).

33. Mitscherlich, A.: Psychosomatische Anpassungsgefährdungen. In: Das beschädigte Leben. Symposion i. d. Bayer. Akad. d. Wiss. München, 45 – 46 (1969).

34. Mothes, F., Tuchscherer, L.: Haematologische Dispensairmethode. Dtsch. Gesundh.-Wes. 25, 1782 – 1785 (1970).

35. Motzheim, G.: Grundeinstellung zur Wertung des Behinderten in Familie und Öffentlichkeit. Rehabilitation 2, 65 – 73 (1971).

36. Müller-Küppers, M.: Kinderpsychiatrische Probleme körperbehinderter Kinder. Landarzt 31, 1511 – 1516 (1968).

37. Nickl, W.: Strukturanalysen der Rehabilitation. Hauptverband der gewerbl. Berufsgenossenschaften 1971.

38. Nielsen, H. H.: Psychologische Untersuchungen bei zerebralparetischen Kindern. Berlin: Marhold 1970.

39. Nossair, E.: Klinische und soziologische Probleme der Haemophilie in Schleswig-Holstein. Med. Welt 20, 2674 – 2678 (1969).

40. Otte, P.: Zur Problematik psychogener Phänomene in der Orthopädie. Wiss.-Dienst „ROCHE"-Hamburg, 223 – 226 (1968).

41. Paeslack, V.: Der Arzt und die Rehabilitation. In: Heidelberger Rehabilitations-Kongreß, 43 – 53 (1968).

42. Pflanz, M.: Epidemiologie und Präventivmedizin. Dtsch. Ärztebl. 467 – 477 (1971).

43. Plümer, R.: Soziale Eingliederung. Rehabilitation 2, 41 – 55 (1967).

44. Prick, J. J. G., van de Loo, K. J. M.: The psychosomatic Approach to primary chronic Rheumatoid Arthritis. Assen 1964.

45. Reichertz, P. L.: Die Bedeutung des Computers für die ärztliche Praxis heute und morgen. Dtsch. Ärztebl. 2770 – 2774 (1970).

46. Richter, H. E.: Familienkonflikte und Krankheiten. Med. Trib. 46, 23 (1970).

47. Roessler, H.: Bericht über ‚Third International Symposium on External Control of Human Extremities'. Rehabilitation 2, 110 – 112 (1970).

48. Schneider, P. G.: Diagnostische Möglichkeiten und Grenzen von Wirbelsäulenganzaufnahmen. Orthop. Prax. 3/VII, 78 – 83 (1971).

49. Schoberth, H. E., Schmitt, E., Schneider, U.: Nachuntersuchungen bei Scheuermann'scher Erkrankung. Orthop. Prax. 2/VII, 45 – 47 (1971).

50. Scholz, J. F.: Rehabilitationsmedizin und medizinische Rehabilitation. In: Heidelberger Rehabilitations-Kongreß, 54 – 66 (1968).

51. Scholz, J. F., Jenning, A.: Das Berufsförderungswerk Heidelberg. Dtsch. Ärztebl. 2725 – 2732 (1966).

52. Schönberger, F.: Die sogenannten Contergan-Kinder. München: Kösel 1971.

53. Schramm, G.: Ein Beitrag zur beruflichen Situation Juveniler mit vertebraler Osteochondrose. Orthop. Prax. 2/VII, 44 – 45 (1971).

54. Specht, F.: Behinderungen (Ursachen, Erscheinungsformen, Maßnahmen). Neue Sammlung 4, 351 – 356 (1968).

55. Specht, K. G.: Leistungsgesellschaft und Krankheit. Schriftenreihe d. Bayer. Landesärztekammer 6, 319 – 326 (1966).

56. Solarova, S.: Zur Theorie der Mehrfachbehinderungen. Rehabilitation 3, 132 – 139 (1970).

57. Straube, W.: Psychische Korrelation beim Kreuzschmerz. Therapiewoche 47, 3046 – 3052 (1970).

58. Taubes, J.: Das Unbehagen an der Institution. In: Das beschädigte Leben. Symposion i. d. Bayer. Akad. d. Wiss. München, 95 – 107 (1969).

59. Thomae, H.: Sozio-ökonomischer Status und Persönlichkeitsentwicklung. Schriftenreihe d. Bayer. Landesärztekammer 6, 307 – 318 (1966).

60. Uexküll, T.: Das Problem der Ausbildung zum Arzt in der modernen Welt. Dtsch. Ärztebl. 709 – 714 (1971).

61. Uhlmann, W.-U.: Über die Bedeutung der Arbeitsplatzanalyse für die sozialmedizinische und arbeitshygienische Forschung und Praxis. Prophylaxe 12, 266 – 270 (1970).

62. Weber, W.: Die Maßnahmen der Arbeitserprobung und Berufsfindung im Berufsförderungswerk Heidelberg. ASA 5, 120 – 121 (1970).

63. Wolf, G.: Angewandte Beschäftigungstherapie in der medizinischen und beruflichen Rehabilitation. Rehabilitation 2, 34 – 40 (1967).

64. —: Empfehlungen und Entschließungen des Europarates zur Rehabilitation der Behinderten. Beilage Bundesarbeitsblatt 5, 1 – 16 (1970).

65. —: Hilfsmaßnahmen für Körperbehinderte am und auf dem Wege zum Arbeitsplatz. Rehabilitation 2 – 4, 3 – 56 (1967).

66. —: Klassifizierung der Berufe. Systematisches und alphabetisches Verzeichnis der Berufsbenennungen. Statistisches Bundesamt, Wiesbaden (1961).

67. —: Berufliche Rehabilitation Behinderter. Dokumentation der Bundesanstalt für Arbeitsvermittlung und Arbeitslosenversicherung, Nürnberg 1966.

Sachverzeichnis

Bandverletzungen am Knie

3. Reisensburger Workshop zur klinischen Unfallchirurgie, 27. Februar bis 1. März 1975. Herausgeber: C. Burri, A. Rüter. 84 Abbildungen. X, 148 Seiten. 1975. (Hefte zur Unfallheilkunde 125)
DM 32,—; US$ 14.10
ISBN 3-540-07374-4

W. BLAUTH, F. SCHNEIDER-SICKERT
Handfehlbildungen

Atlas ihrer operativen Behandlung. 426 überwiegend farbige Abbildungen. XIII, 394 Seiten. 1976.
Gebunden DM 364,—; US$ 160,20
ISBN 3-540-07780-4

Knorpelschaden am Knie

4. Reisensburger Workshop zur klinischen Unfallchirurgie, 25.-27. September 1975. Herausgeber: C. Burri, A. Rüter. 127 Abbildungen, 40 Tabellen. XI, 228 Seiten. 1976. (Hefte zur Unfallheilkunde 127)
DM 48,—; US$ 21.20
ISBN 3-540-07599-2

Knochenverletzungen im Kniebereich

2. Reisensburger Workshop zur klinischen Unfallchirurgie, 18.-21. September 1974. Herausgeber: C. Burri, A. Rüter, W. Spier. 71 Abbildungen, VIII, 149 Seiten. 1975. (Hefte zur Unfallheilkunde 120)
DM 32,—; US$ 14.10
ISBN 3-540-07200-4

Meniscusläsion und posttraumatische Arthrose am Kniegelenk

5. Reisensburger Workshop zur klinischen Unfallchirurgie, 26.-28. Februar 1976. Herausgeber: C. Burri, A. Rüter. 125 Abbildungen, 55 Tabellen. XI, 254 Seiten. 1976. (Hefte zur Unfallheilkunde 128)
DM 56,—; US$ 24.70
ISBN 3-540-07883-5

Rehabilitation und Prävention Heidelberg: Stiftung Rehabilitation
Band 1   S. KLEIN-VOGELBACH

Funktionelle Bewegungslehre

147 Abbildungen, 1 Ausklapptafel, XV. 172 Seiten. 1976.
DM 32,—; US$ 14.10
Mengenpreis ab 20 Exemplaren
DM 25,60; US$ 11.30
ISBN 3-540-07652-2

Band 2
Rehabilitation
Praxis und Forschung
Von W. Augsburger, W. Herrmann, F. Knapp, H.-J. Küppers, H. P. Tews, E. Wiedemann. Mit einem Geleitwort von W. Boll. 23 Abbildungen. Etwa 100 Seiten. 1977.
DM 28,—; US$ 12.40
ISBN 3-540-08311-1

Preisänderungen vorbehalten

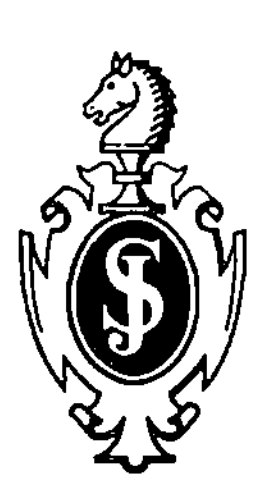

Springer-Verlag
Berlin
Heidelberg
NewYork

Das ärztliche Gutachten im Versicherungswesen

Herausgeber: A. W. Fischer, R. Herget, G. Mollowitz. Redaktion: M. Reichenbach. 3. völlig neubearbeitete Auflage.

1. Band: Juristische Fragen. Begutachtung der Unfallfolgen und Berufskrankheiten. Chirurgie. Orthopädie. Hautkrankheiten. Urologie. HNO-Heilkunde. Augenheilkunde. Stomatologie. Rententabellen. Zahlreiche Abbildungen und Tabellen. 885 Seiten. 1968.
Gebunden DM 178,—; US$ 78.40
ISBN 3-540-79604-5

2. Band: Begutachtung der Unfallfolgen und Berufskrankheiten. Innere Medizin. Neurologie. Psychiatrie. Frauenheilkunde. Strahlenschäden. Zahlreiche Abbildungen und Tabellen. 865 Seiten. 1969.
Gebunden DM 178,—; US$ 78.40
ISBN 3-540-79605-3

H. ASPERGER
Heilpädagogik

Einführung in die Psychopathologie des Kindes, für Ärzte, Lehrer, Psychologen, Richter und Fürsorgerinnen. 5. unveränderte Auflage. VIII, 317 Seiten. 1968.
Gebunden DM 39,—; US$ 17.20
Mengenpreis ab 20 Exemplaren
DM 31,20; US$ 13.80
ISBN 3-211-80849-3

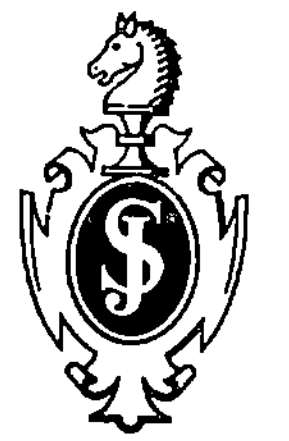

Springer-Verlag
Berlin
Heidelberg
NewYork

C. VON FERBER
Soziologie für Mediziner

Eine Einführung. 15 Abbildungen, 44 Tabellen. XIV, 218 Seiten. 1975.
DM 38,—; US$ 16.80
ISBN 3-540-07275-6

J. H. FICHTER
Grundbegriffe der Soziologie

Herausgeber: E. Bodzenta. Übersetzer aus dem Englischen: L. Walentik. 3. Auflage. 1 Abbildung. XI, 255 Seiten. 1970.
DM 26,—; US$ 11.50
ISBN 3-211-80944-9

G. R. LEFRANCOIS
Psychologie des Lernens

Report von Kongor dem Androneaner. Übersetzt und bearbeitet von W. F. Angermeier; P. Leppmann; T. Thiekötter. 41 Abbildungen, 10 Tabellen. XI, 215 Seiten. 1976.
DM 28,—; US$ 12.40
ISBN 3-540-07588-7

LINIGER/MOLINEUS
Der Unfallmann

Herausgeber: G. Mollowitz. 9. neubearbeitete Auflage. 100 Abbildungen, VIII, 363 Seiten. 1974.
DM 38,—; US$ 16.80
ISBN 3-540-79601-0

Medizinische Information und Statistik

Herausgeber: S. Koller, P.L. Reichertz, K. Überla

1. Band: Medizinische Informatik 1975. Frühjahrstagung der Arbeitsgruppe Informatik der gmDs 1975. Herausgeber: P.L. Reichertz. 140 Abbildungen, 17 Tabellen. VII, 277 Seiten. 1976
DM 36,—; US$ 15.90
ISBN 3-540-07734-0

2. Band: Alternativen medizinischer Datenverarbeitung. Fachtagung, München-Großhadern, 19. Februar 1976. Herausgeber: H.K. Selbmann, K. Überla, R. Greiller. 54 Abbildungen. VI, 175 Seiten. 1976.
DM 27,—; US$ 11.90
ISBN 3-540-07937-8

Preisänderungen vorbehalten